心電図の読み“型”教えます! Season 3

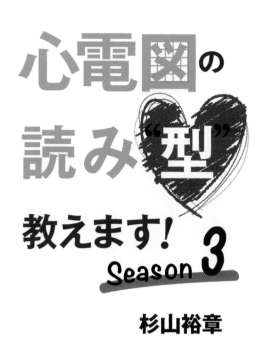

杉山裕章

中外医学社

巻頭言

皆さま，ごきげんよう．

『心電図の読み“型”教えます！』シリーズも今回でSeason 3を迎えることができました．まずは率直に安堵の気持ち，そして読者の皆さまに感謝の意を表したいと思います．全ての原稿校正をほぼ終えた後，この文章を書いています．

前作Season 2は，未曾有とも言える新型コロナウイルスの蔓延により延期された第84回日本循環器学会総会（2020年）を狙っての発行でしたから，そこから約1年が経過したことになります．

2020年という年は，一体どういう年だったでしょうか？

日本はもちろん，世界のあらゆる地域から平穏な日常を奪ったCOVID-19ばかりが注目された1年だったように思います．医学界においては，あらゆる研究会や学会が中止・延期となる中，改めてインターネット技術の堅牢性が明らかになった気がします．閉塞感ばかりの毎日でも地道に続けたケアネット（https://www.carenet.com/）における連載『Dr. ヒロのドキドキ心電図マスター』（通称“ドキ心”）の計14回分のレクチャーがここに結集しました．きっとこの1年のことは忘れない，そんな印象深い1年になった気もしています．

このシリーズでは，すっかり“定番”となりました（笑），著者自身による巻頭言を兼ねての各章ダイジェストを今回もしてみましょう．

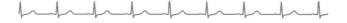

はじめのCh.1からいきなり“大物”を持ってきました．多くの示唆に富む，救急症例だと思います．ボクのレクチャーではお馴染みですが，非典型的な臨床症状でやって来る，心筋梗塞などの重症疾患を見逃さないためにはどうすれば良いでしょうか？　Dr. ヒロの言う“Chest Pentagon”を意識することの大切さ

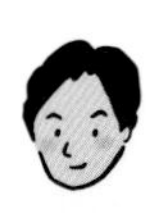

を再認識してください．顎・両肩・両季肋部で囲まれたこのゾーンに自分なりの名前をつけ，怪しいと感じたら躊躇なく心電図をとることの大事さを伝えています．心電図を「とれる」のも大事な能力だし，その上で先入観を除いて平坦な心で波形と対面することが大事です．消化器疾患としばしば誤診されがちな，高齢女性の ST 上昇型心筋梗塞（STEMI）を例に考えてみましょう．これを理解したら，アナタの明日からの救急対応が変わるはずです．

続く 2 つの章（Ch.2，Ch.3）．テーマは「術前心電図の考え方」．心電図の読みとは直接関係するわけではありませんが，前から取り上げたかった内容です．

循環器医をしている方には共感いただけると思いますが，“循環器コンサルト” の一定数をなす「術前評価」についてです．心臓・血管外科を除く外科系診療科における待機的な手術に際しての術前検査はどこまで必要なのでしょう？

日本では，とかく “術前リスク評価” の名の下に血液検査，胸部 X 線や呼吸機能検査，そして心電図，さらには心エコーや下肢静脈エコーまで…非常に多くなされます．

どこまでやるのかは当該診療科や主治医の意向にもよりますが，普段から “やりすぎ” ではないかと思う場面もあります．

なかでも心電図は必ずと言っていいほどなされ，何らかの所見があったら循環器コンサルトというケースが多いです．そんなときに，どんな所見を問題視し，場合によっては当初の手術より優先して心臓の精査・加療を行うべきかを判断するにはブレない姿勢が大切です．術前心電図の意義をあらためて考え（Ch.2），結果的に，循環器（または内科医）が術前介入すべき状況は少ないことを知ってください．非心臓手術における心電図のとらえ方に関して考えるキッカケになればいいと思います．

また，各種リスクに応じた対処法を学びましょう（Ch.3）．術前に検査する「妥当性」とともに，「緊急性」を考慮しながら心電図を眺められれば，今まで “退屈” と思っていた術前評価に一定の興味が湧くのではないかと思います．な

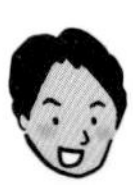

かでも登場したRCRI（Revised Cardiac Risk Index）や“active cardiac condition”の考え方も参考になるんではないでしょうか.

Ch.4は認知症治療薬の投与前に心精査が必要とされた症例を取り上げました. 自動診断や他者の判読だけで満足せず, 常に自身の目で波形を一つ一つ読んでいくことの重要性を説いています. 昔の心電図と比較したり, 右前胸部（V_1〜V_3）誘導のR波が増高してゆく様子に着目したりと, 次のCh.5で扱うQ波の考え方の伏線となるような解説にもなっています. きっと心電図の奥深さを体験することになるでしょう.

Ch.5〜Ch.8は,「異常Q波」について扱っています. 実は, このSeason 3では, QRS波のチェックをメイン・イベントとして扱っており, なかでも多くの章をこの「異常Q波」に割いていることに気づかれるでしょう.「胸痛ならST変化」,「動悸・めまいなら不整脈」のような症状重視の“決め打ち判読”では軽視されがちなQ波ですが, 陳旧性心筋梗塞を代表として一定エリアが壊死して機能しなくなった状態を反映しており, その臨床的意義は大きいものです.

はじめに「どんな波をQ波って言うんだっけ？」と言う人々がいたら, どうぞSeason 2のCh.1を復習しましょう（定義ですね).

Ch.5では, “クルッと”の語呂合わせ部分ではじめにチェックすべき, V_1〜V_3誘導における「異常Q波」を扱います. “ある（存在）だけで即アウト”という, 厳しくも, 逆にわかりやすいかなぁと考えているルールは重要です. 加えて,「右脚ブロック」合併の際, 華々しい波形に隠れたQ波を見逃すな, とのメッセージは, 系統的判読の重要性を再確認することでもあるわけです. 本文では“魔法・魔力”とも表現していますが, われわれの目をごまかす“霧吹き仙人”に騙されない強い心で心電図を読みたいものです.

Ch.6では,「異常Q波」の診断基準を最新のものにアップデートしようという企画.「V_1〜V_3誘導」と「それ以外」とで分けて考える点がポイントです. 後者のQ波の「幅」や「深さ」に着目する点や（“1mmルール”という新しい定

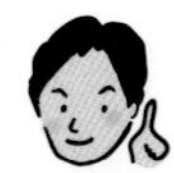

石が登場します)，隣接誘導グループを意識して考えることは，梗塞巣のゾーンを推定する際にも有用な考えですので，よく理解しておいて下さい.

続くCh.7では，“Q 波探し” と病変（梗塞）部位を考える練習として 2 症例を用意しました. “探偵” という言葉，個人的には非常に気に入っており，「Q 波は “探す” もの—それには一定の手法がある」ということを伝えたかったわけです. Ch.6 で学んだ「V_1〜V_3 誘導」，「それ以外」の順で「異常 Q 波」を拾い上げ，その組み合わせから傷害部位を推定するまでが一連の流れです. これまでも随所で，誘導を “目（視点）” ととらえるスタンスを強調してきました. 左室の “どこ” と対峙するのかを意識すれば複雑な表などを暗記することなく，病変の場所をイメージすることができるようになるでしょう. また，“周囲確認法” は奇妙なネーミングかもしれませんが，Q 波 “以外” を見て，それが「異常 Q 波」であるかを確認するテクニックも是非とも習得して欲しい考え方になります.

続くCh.8では，「異常 Q 波」の集大成として，以前からずっと紹介したかった内容を思う存分レクチャーしています. ボクの知る限りでは，日本の教科書でこの内容を扱っているものはあまり見かけません. III 誘導や aV_L 誘導に単独の Q 波があっても多くは病的なものではないことを皆さんご存知でしょう. では，「III＋aV_F」誘導の 2 つにある場合はどうでしょうか？現実でもよく遭遇する下壁誘導の Q 波が “本物”（心筋梗塞）か “ニセモノ” かを心電図で判断する方法を解説していますが，実は「深呼吸」でわかる…のか？　結果にご期待あれ(笑). 驚きを持って読み進められること間違いなし！最終的にこの手技がスタンダードになったらいいなと思っています. 何せ深呼吸はタダですから. それ以外の注目点に関しても，これまで章の復習も兼ねて，なかなか濃い内容となっています.

Ch.9 はもともと Ch.10 の内容と合わせた “前半戦” として執筆しました. ですから，「左室高電位」，そして最終的には Ch.11 の「左室肥大」の心電図を理解するための “準備” のつもりだったんです. ですが，あえて新しくタイトルを変え，今まであまり具体的な心疾患との対応を述べてこなかった「(QRS) 軸偏

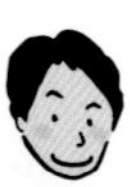

位」の病的意義を論じてみました．

QRS 波の「向き」（電気軸）に着目し，そこから発展して「左脚前枝ブロック」の考え方についての解説となっています．いや，実は 2014 年に出版した『心電図のはじめかた』（中外医学社）という心電図の初学者向けの教科書では，“（絶対に）覚えなくていい” 診断基準の例として「左脚前枝ブロック」を挙げているのですが（笑），ボクのレクチャーを受けてある程度勉強が進んだ人ならスムーズに理解できるかと思って取り上げました．“トントン法 Neo” で電気軸を「数値」として求める意味も実感して下さい．また，「左軸偏位」以外の条件は，Season 2（Ch.1）で述べた正常な QRS 波形を構成する「右室パターン」と「左室パターン」のコンビネーションであり，うまく「左軸偏位」となるように考えると，本当に暗記する部分なんてないということが伝わるといいなぁ．

続く Ch.10 は心電図で「左室肥大」と診断するための中核となる「（左室）高電位」の診断基準を考えます．かつてのボクが愕然とした上級医とのやりとりが好例ですが，実にたくさんのクライテリアが提唱されています．全てを扱うことは不可能ですから，最も代表的と思われる基準にしぼって扱っています．“そこのライオン”，“こなれた男女は 3L”，そして “浪費エステ”…またまた何を言うんだコイツとは思わないで下さい（笑）．少しでも親しみを持ってもらうためのボクなりの工夫です．でも，実際どうです？　ボクも含めて，こうした細かな数値を正確に暗記するのってストレスフルですよね．また，こうした基準をできるだけ多く暗記することが心電図を読み解くカギだなんて誤解されたくもないので，オススメは “（ブイ）シゴロ密集法” です．側壁誘導（V_4〜V_6）の “見た目” だけで判定する Dr. ヒロ・オリジナルの手法ですが，これがまぁまぁ使えるんです．

どうせ最近の心電計には主な「（左室）高電位」基準が網羅されているでしょうから，そちらはコンピュータに任せて，定性的議論（密集法）に “自動診断込み” という判読スタンスも初学者時代には悪くないでしょう．あまり気張らずに学んで下さい．

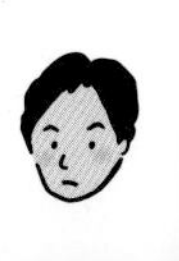

そしてCh.11では「左室肥大」について述べてSeason 3のレクチャーは終わります．心エコーとは違い，心電図は心臓そのものを画像化するわけではありませんから，診断精度でかなうはずもありません（最初から比べようとすること自体ナンセンスです）．でも，「(左室）高電位」と「ST-T変化」の“2大診断基準”を軸に，Romhilt-Estesに学ぶ“浪費エステ〜”のスコアリング・システムを意識したやり方が皆さんを開眼させるはず．最後に示したDr.ヒロ's診断フローチャートは“エビデンス”というか，科学的根拠や論文レベルで検証を行うと言った種別のものとは違いますが（笑），ボクも普段は大体このように考え，「左室肥大」とはアッサリつき合うようにしています．これもそれなりに使い勝手がいいですから，皆さんにもお勧めしたい“自信作”です．

そして，最後のCh.12では，これまでのレクチャーの理解度が試されるクイズ集としました．ボクが執筆するコンテンツが好評をいただく理由に，「クイズの解説が丁寧」というご意見を多数いただきます．ここでも，その本領を発揮していますよ（笑）．よい復習になればと思います．

最後にいつもながら感謝の言葉を述べて終わりたいと思います．

自分自身のライフ・ワークの一つに位置づけている，心電図・不整脈に関する執筆活動を始めてそろそろ丸10年が経とうとしています．その間，本当にいろいろなことがありました．言い知れぬ不安や焦燥感，その他様々な感情で「もうダメだ．続けられない（たくない)」と思ったことも正直一度ならずあります．それでも，何とか続けてこれたのは，様々な人の助けがあったからです．

まず，本書の元になった“Dr.ヒロのドキドキ心電図”の編集・校正は連載開始時からケアネットの土井舞子氏の手によるものであり，それは今回も変わりません．2018年8月に突如思い立って始めた連載も2年，50回近くなり，「読み“型”」を伝えるレクチャーもそろそろ最終コーナーに入っています．最近は，ボクの能力不足から連載ペースを1回/月に落としましたが，変わらぬ質で支えてくれたように思います.

また，出版元の中外医学社のご厚意で今回も執筆にこぎつけられたことは幸せでした．企画部鈴木真美子氏は今回も温かく見守りサポートしてくれましたし，過去作品でのノウハウを基盤に今回も制作部中畑謙氏の編集作業で，見た目にも美しく，かつ非常に魅力的なレクチャーが紙面で展開できていることも本当に嬉しく思います．ボクの都合で途中スケジュールが大幅に狂ってしまい，ご迷惑をおかけしたことをここにお詫びいたします.

そして，家族の支えも大きかったです．日常，一臨床医としての日々に追われる中，2020 年は 3 つの連載を掛け持ち，書籍や依頼原稿の執筆にも余念なく取り組み，自分の医師人生の中で最も忙しかった 1 年間でした．我が子とも普段あまり遊んだり一緒に勉強したりもできずに反省の気持ちもあります．でも，おかげで，また一冊，渾身の一作ができました．また，浅草にいる両親もいろいろ病気をしたりと大変です．でも “不肖の息子” の著作が多くの医療関係者に愛読されていることも知っており，きっとまた喜んでくれていると信じています．「多様性」という言葉が市民権を得つつある中，医師である傍ら，こうした執筆活動を続ける自分なりの自己表現の意義を理解してくれるのは，やはり家族しかいないと思っています.

どの世界にも “ファン” と “アンチ” がいます．賛否両論ありますが，Dr. ヒロのレクチャーで心電図を学んだ方が，多くの患者さんたちを幸福にする過程にほんの少しでもお力添えできているとしたら，これはもう望外の喜びです．これからもたくさんの苦難の道は待ち受けているかとは思いますが，また一歩，少しずつでも前身してゆきたいです．うん．とりあえず，できた！

2021 年 2 月　まだ寒さの残る京都より

杉山裕章

目　次

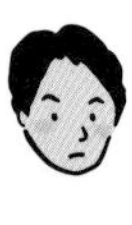

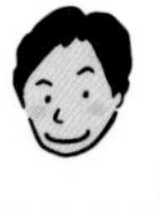

Dr. ヒロ流！心電図判読メソッド

『心電図の読み“型”教えます！』シリーズには“〜法”，“〜の法則”や他にもDr. ヒロ独自の言い回しが登場します．本著では，Season 1・2や姉妹書*1で扱った内容で特に説明せずに用いたものもあります．もちろん，順に読破してもらうのが理想的ですが（笑），途中のSeasonから読んでも大丈夫なように，概要を述べました．

詳しく知りたい方は過去のSeasonや姉妹書『心電図のはじめかた』での参考箇所も示したので参考にして下さい！

心電図の読み“型”

目的 心電図を漏れなく判読する（**系統的判読**）

概略 「レーサーが ピッタリ クルッとスタート バランスよし！」を合言葉に漏れなく心電図を読む．

個々のチェック項目はどれ一つ特別なものではないが，今まで漠然と口授されてきたものを明快なパッケージにしたのが，Dr. ヒロ最大の業績の1つと考えている．これを単に「語呂合わせ」や「読み“型”」．「系統的判読」と表記している部分もある．

レーサー（R3） が **ピッ**タリ（P） **ク**（Q） **ルッ**（R） と **スター**（ST） **ト**（T） **バランス**（Balance） よし！

レーサー （が）	**1）Rチェック×3（R3）—“レーサーチェック”** ①R-R間隔は整か不整か？ ②心拍数（Rate）は正常範囲（50〜100/分）か？ ③リズム（Rhythm）は洞調律か？
ピッ（タリ）	**2）P波形チェック（心房負荷：右房・左房拡大は？）**
ク	**3）QRS波形チェック** ①異常Q波はないか？
ルッ（と）	②R波チェック—“スパイク・チェック” (a) 向き：(QRS) 電気軸，回転ほか (b) 高さ：高電位，低電位 (c) 幅　：脚ブロック（心室内伝導障害）
スター	**4）ST偏位チェック（ST低下，ST上昇はないか？）**
ト	**5）T波異常チェック（陰性T波，平低T波）**
バランス （よし！）	**6）バランス・チェック（波形同士の距離，関係性）** ①PR(Q)間隔—P波とQRS波の“距離” ②QT間隔—QRS波とT波の“距離” ③P-QRS連関（つながり）—P波とQRS波の“関係性”

参考
・心電図の読み“型”教えます！ Season 1．中外医学社；2019：Ch.1.
・心電図のはじめかた．中外医学社；2017：Ch.11.

---

*1『心電図のはじめかた』（2017年），『心電図のみかた，考えかた—基礎編—』（2013年），『同—応用編—』（2014年）など．

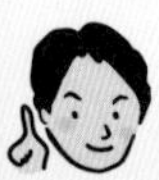

左室（または右室）パターン

目的 正常な QRS 波形を理解する

概略 正常 QRS 波形は，すべて「向き」が上向き（陽性），下向き（陰性）な 2 つの“ひな形”をデフォルメした波形であると理解する．上向きは「qR 型」が最も基本的で，これを「左室パターン」，下向きのほうは「rS 型」で「右室パターン」と呼ぶ．QRS 波には左室興奮・収縮が主に反映されているのであって，「右室パターン」が右室，「左室パターン」が左室の収縮を表すわけではないことに注意．

参考 ・心電図の読み“型”教えます！ Season 2．中外医学社；2019：Ch.1.

レーサー（R3）・チェック

目的 不整脈のスクリーニング

概略 Dr. ヒロ流の読み“型”のはじめの「レーサー」の部分．頭文字「R」の 3 項目：① **R**-R 間隔，② **R**ate（心拍数），③ **R**hythm（調律）を確認する．正常では「R-R 間隔が整，心拍数 50～100/分，洞調律」となり，1 つでも外れる場合に**不整脈**の存在を意識する必要がある．

参考 ・心電図の読み“型”教えます！ Season 1．中外医学社；2019：Ch.2, 3.
・心電図のはじめかた．中外医学社；2017：Ch.11.

イチニエフの法則（別名：イチニエフ法）

目的 **洞調律**（sinus rhythm）かの判定

概略 「イチニエフ・ブイシゴロで陽性，アールで陰性」の冒頭部分をとった手法．P 波の向き（極性）が，**I，II，aV_F，V_4，V_5，V_6 誘導で陽性（上向き），aV_R で陰性（下向き）**ならば洞調律と考える．
「ロシア人の名前みたいだね」と某先生に言われてからは，コサック帽をかぶった男性のイラストつきで紹介することが多い．

参考 ・心電図の読み“型”教えます！ Season 1．中外医学社；2019：Ch.2.

検脈法

目的 心拍数を計算で求める（その 1）

概略 A4 サイズの標準フォーマットでは，肢誘導，胸部誘導とも 5 秒ずつ計 10 秒間記録されていることを利用する．R-R 間隔が整で極端な頻脈でも徐脈でもなければ，**5（ないし 10）秒間の QRS 波（スパイク）の数を数えて 12 倍（10 秒なら 6 倍）**して心拍数を求める．Ch.11 で扱った「新・検脈法」との違いは，QRS 波[*2] の一部分でも見えていたら「1 個」とカウントする点．あまり細かく考えずに，ほぼ瞬間で心拍数の概算値が求まる点が秀逸な方法である．

参考 ・心電図の読み“型”教えます！ Season 1．中外医学社；2019：Ch.3.

[*2] P 波や T 波のみの場合はカウントしない．

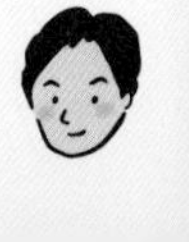

新・検脈法

目的 心拍数を計算で求める（その 2）

概略 「検脈法」の改良版．肢誘導，胸部誘導それぞれ 5 秒間ずつ記録されている標準様式で用いる．1 心拍を“QRS-T”（QRS 波はじまり〜T 波おわり）と考えるのがミソ．注目している 5〜10 秒間のウィンドウに“QRS-T”が何セットあるのかを数え，一部でも欠けがあるものは「0.5 個」と数えて算出する．徐脈傾向で「検脈法」よりも予測精度が高まり，心電計の自動診断値にも近くなることが多い．

参考 ・心電図の読み“型”教えます！ Season 2．中外医学社；2019：Ch.11．

肢誘導界，肢誘導の世界，円座標システムなど

概略 心臓の前額断（冠状断）において，肢誘導を円座標上に割り当てたもの．標準肢誘導（Ⅰ：±0°，Ⅱ：+60°，Ⅲ：+120°）はⅠを基準に +60° ずつ，増幅肢誘導（aV_R：−150°，aV_L：−30°，aV_F：+90°）はきれいな“Y 字”ないし“逆ベンツ・マーク”と覚えておくと良い．

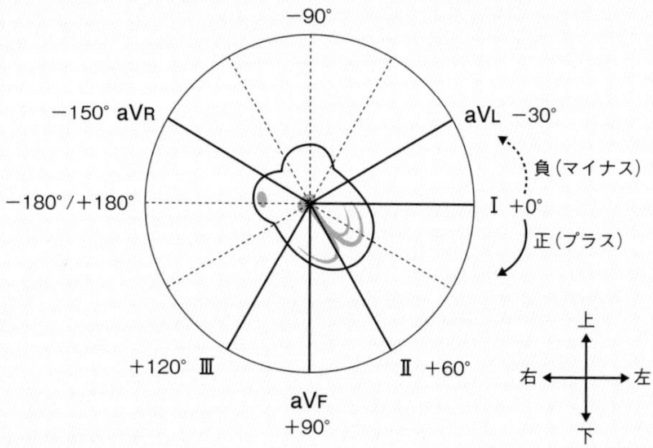

参考 ・心電図の読み“型”教えます！ Season 1．中外医学社；2019：Ch.5．

トントン法

目的 （QRS）電気軸を求める（**30**°刻み）

概略 Ⅰ誘導と aV_F 誘導（またはⅡ誘導）における QRS 波の向き（極性）から判定する定性的な方法ではなく，「〜°」と数値で求める方法（定量的）．肢誘導 6 つの QRS 波のうち，上向き（R 波）と下向き（Q 波，S 波）が等しくなる **“トントン・ポイント”（TP）**を見つけ，知りたい電気軸はそれに直交する方向と考える．TP がない場合は，もっとも“トントン”に近い誘導で代用する．肢誘導界における誘導配置が“30°刻み”のため，求まる電気軸も当然 30°単位とやや“ドンブリ勘定”な印象がある．

参考 ・心電図の読み“型”教えます！ Season 1．中外医学社；2019：Ch.9．

トントン法による（QRS）電気軸の求め方
①肢誘導の QRS 波に着目する－“方向性”に強い肢誘導界． ②“トントン”（上向き波≒下向き波）となっている誘導（TP：トントン・ポイント）を探す． ③TP に直交する 2 方向のいずれかが真の電気軸で，Ⅰ誘導などの QRS 波の向きがうまく説明できる方を選択する．

トントン法 NEO

目的 （QRS）電気軸を求める（10〜15°刻み）

概略 6つの肢誘導の中に“トントン・ポイント”（TP）がない場合に試みるべき手法（トントン法を“ほぼトントン”の誘導に用いるとズレが大きくなる場合があるため）.
「肢誘導界」を思い浮かべ，aV_L→Ⅰ→−aV_R→Ⅱ→aV_F→Ⅲ→−aV_L→−Ⅰ*2 の順でQRS波の「向き」（極性）をチェックする.

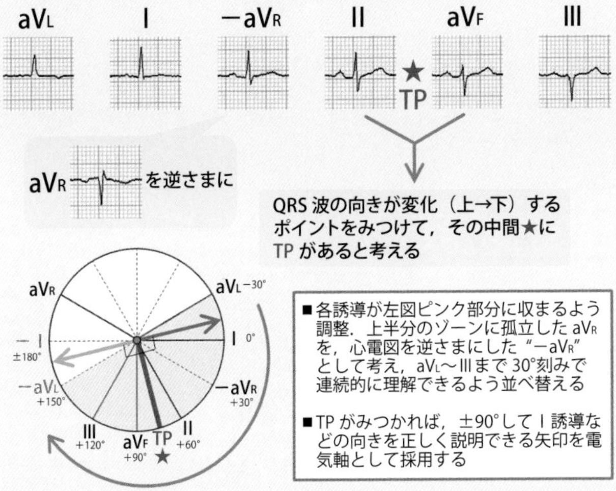

aVL
I
−aVR
II
aVF
III
★
TP
aVR を逆さまに
QRS 波の向きが変化（上→下）するポイントをみつけて，その中間★にTP があると考える
aVR
aVL −30°
−I ±180°
I 0°
−aVL +150°
−aVR +30°
III +120°
aVF +90°
TP
★
II +60°
■各誘導が左図ピンク部分に収まるよう調整．上半分のゾーンに孤立したaVRを，心電図を逆さまにした“−aVR”として考え，aVL〜IIIまで30°刻みで連続的に理解できるよう並べ替える
■TPがみつかれば，±90°してⅠ誘導などの向きを正しく説明できる矢印を電気軸として採用する

[トントン法 NEO の適用例]

必ずどこかで **“下→上”** ないし **“上→下”** となる箇所があり，誘導の連続性を意識して，この間にTPがあると考える．向きの入れ替わる前後の上向き，下向き具合が同程度ならば「中間」，どちらかに偏っていたら，10°刻みで**より“トントン”に近い方にTPがあると考える**のがミソである．TPの角度がわかれば，残りは“トントン法”のやり方と同様.

ちなみにSeason 1にて，自験例（n＝125）から心電計の自動計測値と本手法のズレは80％が±10°以内，95％が±15°以内となり，正しく適用することで15°単位なら（QRS）電気軸は常に自身で算出可能とした検証を提示している.

参考 ・心電図の読み“型”教えます！ Season 1．中外医学社；2019：Ch.10.

トントン法 NEO による（QRS）電気軸の求め方
①頭の中で肢誘導の連続性を意識した順番に並べ替える（肢誘導界を思い出す）. aV_L，Ⅰ，−aV_R，Ⅱ，aV_F，Ⅲ，−aV_L，−Ⅰ ②QRS波の「向き」に着目してTP（トントン・ポイント）を探す. ③明らかなTPがなくても，QRS波の向きの移り変わりに着目し， 1）波の上下が“どこの間”で変化するか（連続性）， 2）変化する両端の誘導に対し“どっち寄り”か， を考慮してTPを予想する. ④Ⅰ誘導の向きなどを参考にTP±90°方向から真のQRS電気軸を導く.

仲良し誘導，隣接誘導，“お隣（さん）”，“ご近所”，“兄弟”など

概略 12 誘導システムの基本的な理解として，個々の誘導を心臓（主に左室）を定点から眺める**方向**ないし「方角」ととらえる．空間的に似通った方向性を示す誘導群をグループ化しておくと良い．正式な用語は心筋梗塞の定義などで用いられる**隣接誘導***3（contiguous leads）だが，Dr. ヒロ流では，より理解しやすい“仲良し”，“お隣”，“ご近所”や“兄弟”などと言い換えている．次の 3 つを絶対に知っておくべき．

① V_1，V_2，V_3，V_4：ブイイチニサンシ（またはブイイチからヨン）…前壁誘導

② Ⅱ，Ⅲ，aV_F：ニサンエフ…下壁誘導

③ Ⅰ，aV_L，（V_4），V_5，V_6：イチエル（ブイ）ゴロク（またはイチエル［ブイ］シゴロ）…側壁誘導

参考 心電図のはじめかた．中外医学社；2017：Ch.6.

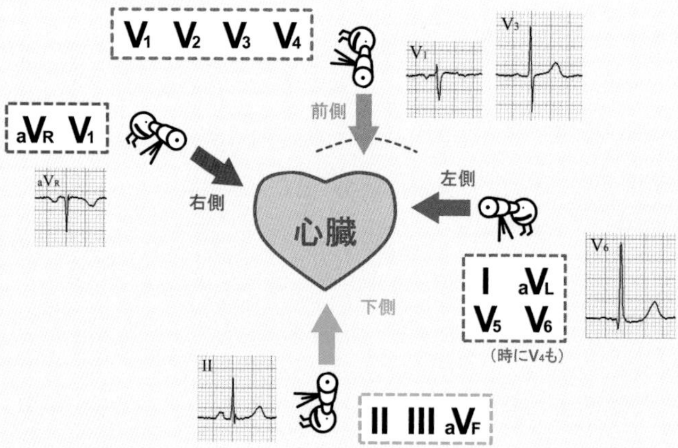

スパイク（R 波）・チェック

目的 QRS 波形異常の確認

概略 心電図読み“型”の「クルッと」の「ル」の部分．QRS 波を最も特徴づけるスパイク状の「R 波」に関して（a）**向き**，（b）**高さ**，（c）**幅**の 3 つをチェックする．（a）は主に QRS 電気軸や回転，（b）は高電位，低電位や胸部誘導の R 波増高過程をチェックし，（c）では幅広（wide）の場合に脚ブロックなどを想定する．

参考 ・心電図のはじめかた．中外医学社；2017：Ch.11.

---

*2「－○」は○誘導（aV_R，aV_L，Ⅰ）を上下反転したものという意味．

*3 胸部誘導は波形の並び順通りだが，肢誘導は円座標システム（肢誘導界）の上での位置（空間）的な隣接を意味することに注意が必要．

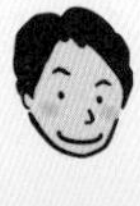

（目の）ジグザグ運動

目的 ST 偏位を網羅的にチェックする

概略 ST 偏位は，基線（T-P/T-QRS/Q-Q ライン）に対する J 点の 1mm 以上のズレとしてとらえるのが基本である．「ST 低下」と「ST 上昇」を漏れなく抽出すべく，肢誘導をⅠ，Ⅱ，…，aV_L，aV_F と上から下に長め，そのまま右上方に目を移して V_1，V_2，…，V_5，V_6 とチェックしてゆく作法のこと．目の動きが“Z 字”になることから命名．

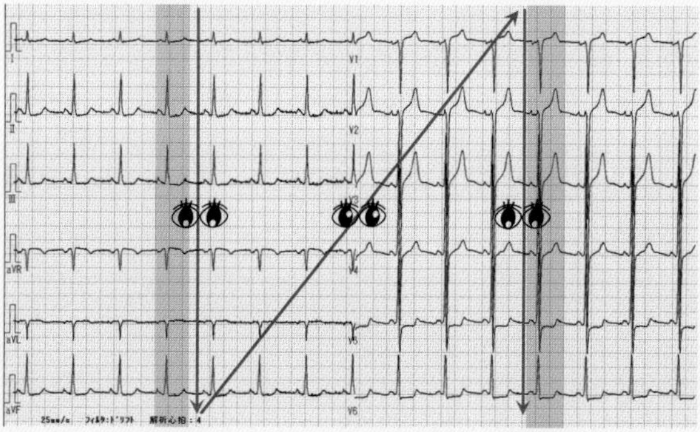

参考 ・心電図のはじめかた．中外医学社；2013：第 11 章．
・心電図の読み“型”教えます！ Season 2．中外医学社；2019：Ch.3.

線香とカタチと法被（ハッピ）が大事よね

目的 期外収縮の注目ポイント

概略 期外収縮を疑う心拍を目にした時，あるいはその起源（心房，房室接合部，心室）を考える際の注目点をまとめた．①先行度（早期性），② QRS 波形（洞収縮との相同性），③ QRS 幅，④（先行）P 波の有無，⑤休止期（代償性）をチェックしたい．発案時点では『線香はカタチ（形）とハッピー（happy）が大事よね』であったが，CareNet.com 掲載までの編集・校正段階で上記となった．“部屋と Y シャツと私”をモチーフとしている（らしい）．

線香と カタチと 法（はっ） 被（ぴ）が 大事よね

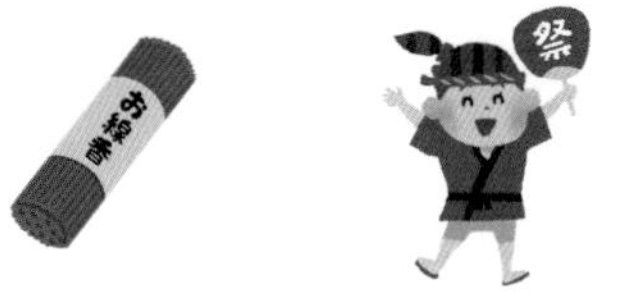

線香	：先行度合い
カタチ	：洞収縮波形との相同性
法（はっ）	：QRS波の幅
被（ぴ）	：P波の有無
大事	：代償性休止期か否か

参考 ・心電図の読み“型”教えます！ Season 2．中外医学社；2019：Ch.7.

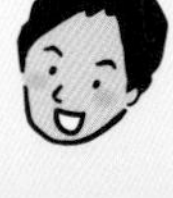

ニバイ・ニバーイの法則

目的 心室期外収縮（PVC）の休止期が有する特徴

概略 期外収縮が出現し，次拍に正常（洞）収縮が出るまでの期間を「休止期」（[postextrasystolic] pause）と言う．期外収縮を挟む前後が洞収縮の時，その QRS 波の間隔（より厳密には P-P 間隔だが）が洞周期のピッタリ 2 倍になる特性のこと．この時，休止期は「代償性」であるといい，“ニバイ・ニバーイの法則”を満たすように調整されているというイメージを持ちたい．これは，洞周期に介入しない心室期外収縮（PVC）に備わった性質であり，Dr. ヒロは“上品さ”と称している．一方の心房期外収縮（PAC）では休止期が「非代償性」となることが多い．昭和時代に流行った“ニバイ・ニバーイ”と力士が布団を紹介する CM にヒントを得た命名である．

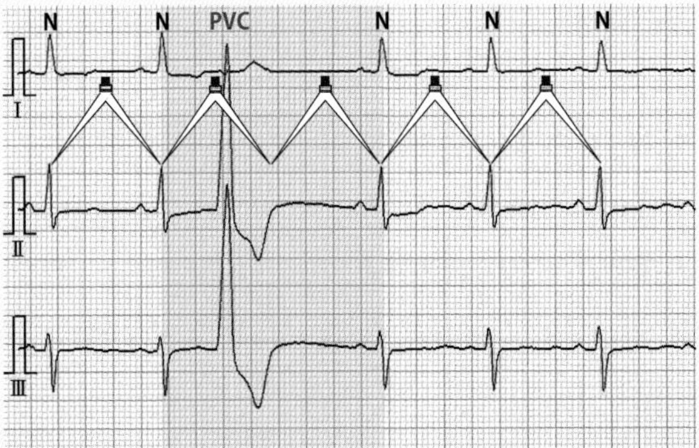

N: 洞収縮　PVC: 期外収縮

参考 ・心電図の読み“型”教えます！ Season 1. 中外医学社；2018：Ch.3.
・心電図の読み“型”教えます！ Season 2. 中外医学社；2019：Ch.11.

本書の資料のダウンロード方法

本書で使用した主な心電図画像を閲覧・ダウンロードできるようにいたしましたのでご利用下さい．

1. 本書のシリアルコードは以下のとおりです．

   shindenzu_kata_03

2. 次のいずれかの方法で，中外医学社ホームページ内の「動画閲覧・ファイルダウンロード」ページにアクセスしてください．
   - 中外医学社ホームページ（http://www.chugaiigaku.jp/）にアクセスし，下に少しスクロールすると左側にあらわれるバナー「>動画閲覧・ファイルダウンロード」をクリックしてアクセス．
   - 「動画閲覧・ファイルダウンロード」ページの URL（http://chugaiigaku.jp/movie_system/video/m_list.html）を直接入力してアクセス．
   - スマートフォンなどで下の QR コードを読み取ってアクセス．

3. 本書の表紙画像左横のラジオボタン（◎）を選択してください．

4. シリアルコード欄に上記のシリアルコードを入力し，「>確定」をクリックしてください．

5. 御覧になりたい画像番号の右の「ファイルダウンロード」をクリックするとダウンロードが開始されます．

なお，ご利用に際して，心電図画像（個人情報はすべて消去）のお取り扱いにはご注意ください．本件に関して生じましたトラブルに対し，著者ならびに出版社はその責を負えかねます．

CHAPTER 1

非典型的な急性心筋梗塞への挑戦 ～先入観に負けずに心電図を読め!～

本章のテーマ

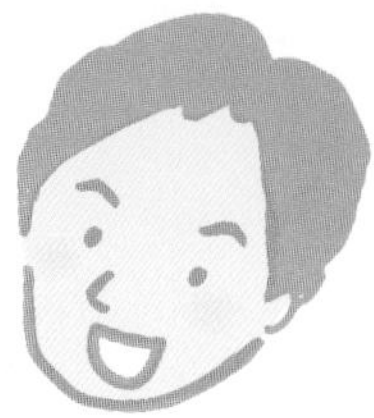

- 典型的でない症状を理由にやって来る急性心筋梗塞の症例にきちんと対応できますか？
- 心電図が“とれる（記録できる）”ことも重要な能力だと認識していますか？

胸痛を訴える患者がやって来たときに急性冠症候群を疑って心電図をとることは多くの人がするでしょう．でも，非典型的な状況では思わぬ“落とし穴”が待ってるもの．今回は，一見“なんてことない”状況が心電図と真正面から向かい合うことで一変する…そんな共体験をDr. ヒロとしましょう！

症例提示

89 歳，女性．高血圧などで通院中．20XX 年 6 月末，食事や入浴も平素と変わりなく，22 時頃に就寝した．深夜 1:30 に覚醒し，強い悪心を訴え数回嘔吐した．下痢なし．嘔吐後，再び床に就くも喉元のつかえ感と悪心がおさまらず，早朝 5:00 に救急要請した（病着 5:20）．前日の晩は自宅で家族とお好み焼きやキムチ，チャンジャを食べたが，家族に同様の症状の者はいない．
来院時バイタルサイン：意識清明，顔色不良，体温 36.2℃，血圧 107/38mmHg，脈拍 50～80 拍/分・不整，酸素飽和度 98%．来院時心電図を示す 図 1-1．

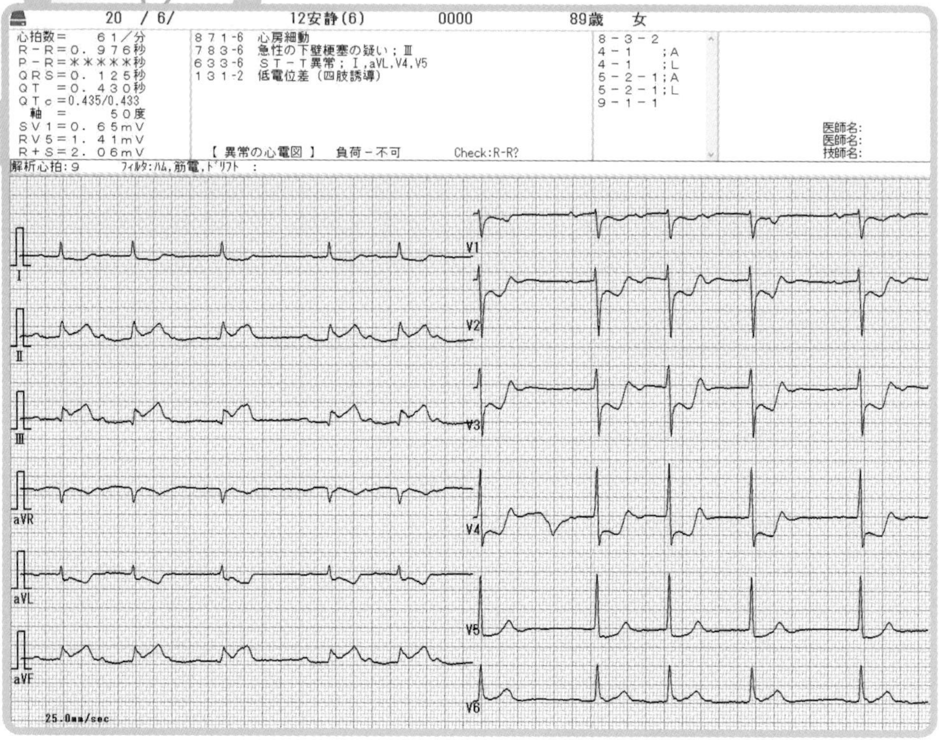

図 1-1 心電図（救急外来時）

問題 1

心電図 図 1-1 の所見として誤っているものを 2 つ選べ.

1）心室内伝導障害　　2）ST 低下
3）ST 上昇　　4）低電位（肢誘導）
5）1 度房室ブロック

※「レーサー・チェック」「トントン法」など，本書に登場する Dr. ヒロ独特の言い回しについては，巻頭「Dr. ヒロ流！ 心電図判読メソッド」（p.xii）を参照してください.

解答 1

1)，5)

解説 1

今回の症例は，悪心と嘔吐を主訴にやって来た高齢女性です．救急外来では“よくある状況”で，「感染性胃腸炎」や「食中毒」と判断してもおかしくない病歴かもしれません．でも，問題は心電図の読みです．救急外来の“ルーチン”か，はたまた「吐いた後にも喉のつかえ感が残る」という訴えがあったために記録されたのでしょうか．いずれにせよ記録された心電図はきちんと読む―これを徹底してください．もちろん「系統的判読」(☞［Season 1］Ch.1)を用いてね．

1) ×:「心室内伝導障害」(IVCD*1) とは「脚ブロック」をはじめ，QRS 幅が幅広 (wide) となる波形異常の総称です．後述する ST-T 部分が紛らわしいですが，今回は QRS 幅としては正常 (narrow) です．
2) ○: ST 部分のチェックは，基線 (T-P/T-QRS/Q-Q ラインなど) と J 点 (QRS 波の切れ目) の比較でしたね．肢誘導ではⅠ，aV_L 誘導，そして胸部誘導では V_1～V_5 誘導で 1mm 以上の「ST 低下」が見られます．目を“ジグザグ運動”させることができたら，異常を漏れなく抽出できるはずです (☞［Season 2］Ch.3)．ちなみに自動診断では誘導が正しく拾い上げられていないことにも注目してください．
3) ○: この心電図では，広汎な誘導で「ST 低下」が目立ちますが，ニサンエフ (Ⅱ，Ⅲ，aV_F) では「ST 上昇」が見られます．これも見逃してはなりません．

*1 intraventricular conduction disturbance

4) ○:「低電位（差）」は肢誘導と胸部誘導とで診断基準が異なります[*2].「すべての誘導で振幅≦0.5mV」――これが肢誘導の基準です．QRS 波が 5mm 四方の太枠マスにすっぽり入れば該当し，今回は満たしています．

5) ×：これは，Dr. ヒロの語呂合わせでは“バランスよし！”の部分に該当します（☞［Season 1］Ch.1）．適切な「PR（Q）間隔」とは P 波と QRS 波の“つかず離れず”な適度の距離感，これが“バランス”と表記した意味になります．正常上限値は 200ms（0.2 秒）ですが，「1 度房室ブロック」と診断するのは 240ms（0.24 秒）以上，すなわち小目盛り 6 個以上とすることをボクは推奨しています．ただし，「P：QRS＝1：1」である必要があり，普通，R-R 間隔は整ですので，今回は該当しません．詳細は次問で解説します．

問題 2

自動診断では「心房細動」となっている．これは正しいか？

解答 2

正しくない

解説 2

また出た！　Dr. ヒロの“自動診断いじり”（笑）．最近の心電計の診断精度は上がっているんですよ．ただ，ときに機械は間違います．そんなときに信じられるのはただ一つ．そう，人間，つまり自分自身の目だけです．

*2 胸部誘導では 2 倍の 1.0mV（1cm）がカットオフ値．肢誘導よりも圧倒的に頻度が少ない．

目立つ所見だけ言えてもダメ

心電図 図1-1 を見て目に飛び込んでくる華々しい「ST 変化」…これだけに気をとられて，調律が何かを意識できなかった人はいますか？　それじゃ，帽子をかぶって上着も着たのに，ズボンははかずに外出するようなもの（下品な喩えでスイマセン）．目立つものだけ指摘して，ほかの心電図所見を見落とすということは，それくらい“不十分”なことなんです．“レーサー（R3）・チェック”を活用すれば不整脈のスクリーニングにもなるんでした*3.

R-R 間隔は不整，心拍数は検脈法で 60/分（☞［Season 1］Ch.3）．そして残りは“イチニエフの法則”ですね（☞［Season 1］Ch.2）．P 波に注目です．

- QRS 波ちょっと手前の“定位置”に P 波がいない…？
- P 波が「ある」ように見える部分と「ない」部分が…？
- 「PR（Q）間隔」も伸びたり縮んだりしている…？

イチニエフ…と見ていく過程で，こう感じた人は少なくないのではと思います．こういうとき，まず当たりをつけるのに適した誘導は V_1 誘導です．右房に正対する位置で，距離的にも前胸壁で一番近く P 波が見やすいです．さらに，この特徴に加え，**二相性**（陽性-陰性）のことが多く波形的にも目を引きやすいのもオススメな理由です．“**P 波探し**”は不整脈の解析の肝であり，ちょっと慣れたら，図1-2 のようにビシッと指摘できるでしょう．

これは大事な考え方ですので，ぜひ参考文献[1]などでご確認ください（笑）．P 波がコンスタントにある時点で「心房細動」ではない

*3 1）R-R 間隔：整，2）心拍数：50～100/分，3）洞調律（イチニエフの法則）のいずれか 1 つでも満たさなければ，その心電図には「不整脈」があると認識する．

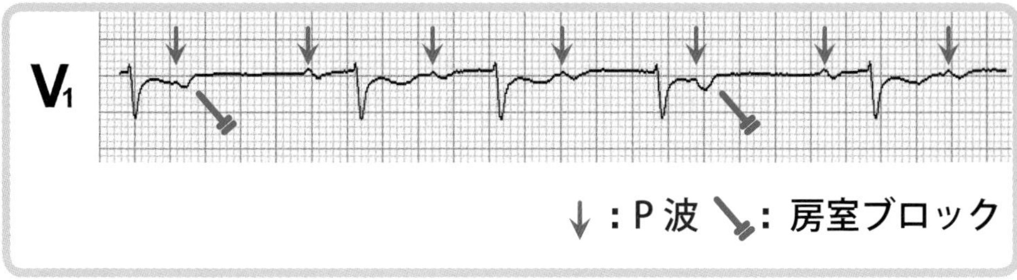

図 1-2 V_1 誘導のみ抽出

ですよね？　実は，P 波の間隔はほぼ一定で，1 個目や 5 個目で「P-QRS」の順番が途切れており，これだけで **2 度房室ブロック**の**ウェンケバッハ（Wenckebach）型**と呼ばれるタイプだと指摘できる人は素晴らしい．5 秒だと短いので，こういうときには，「手動（マニュアル）記録モード」にして長く記録すると良いでしょう．R-R 間隔の不整が強く，心電計は「心房細動」と考えましたが，われわれはそれに釣られてはいけませんね．

問題 3

来院後，再び嘔吐した．混血はなく，食物残渣・胃液様であった．心筋トロポニン T（cTnT）：陰性，ヒト心臓由来脂肪酸結合蛋白（H-FABP）：陽性であった．対応について正しいものを選べ．

1）消化器症状が強いため，「“おなかの風邪” か “食あたり” でしょう」と説明して帰宅させる．
2）制吐剤を含む点滴と内服処方を行い，後日外来での上部消化管内視鏡を薦める．
3）H-FABP は偽陽性と考え，cTnT が陰性なことから急性冠症候群（ACS）は否定的と考える．
4）救急外来で数時間後に採血と心電図を再検し，日中の通常業務の時間帯に入ってから循環器医にコンサルトする．

5）自院で緊急心臓カテーテル検査が可能なら循環器医をコール，不可能なら即座に専門施設へ転送する．

解答 3

5）

解説 3

今回の高齢女性の主訴は悪心・嘔吐です．来院直後にベッドの上で嘔吐しました．90 歳近い高齢であることを除けば“あるある”的な救急患者ですし，症状だけならば胃腸疾患と思えなくもありません．ただし，心電図を見てしまったらそうはならないはずです．「ST 上昇」と「ST 低下」が特定のコンビネーションで認められたら，何を考えますか？　また，心筋バイオマーカーはどうでしょう？　「ラピチェック® H-FABP などの検査では偽陽性も多いし，トロポニン陰性だから大丈夫でしょ」そう考えるのもまたアウトだと思います．「何のために心電図をとったの！」ということになってしまいますね．

心電図をどう解釈するか

われわれ人間の性（さが）か，現行の心電図教育の関係かはわかりませんが，症状ごとに胸痛なら ST 変化に一点集中とか，心疾患っぽくなかったら心電図は見なくていいとか…さまざまな“決め打ち”や先入観が“心電図の語る真実”を見逃す原因になると思います．“とるなら見よ”，しかもきちんと一これがボクからのメッセージです*4.

*4 その逆で“見ないならとるな”は間違い．さらに“見られないからとらない”は厳禁！…悲しきかな，ちまたでは見かけるのも事実だが.

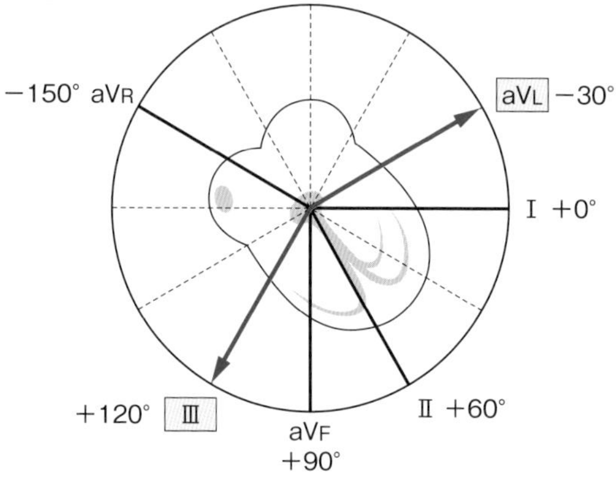

図 1-3 位置的に対側関係にある誘導は？
（杉山裕章．心電図のみかた・考え方［応用編］．中外医学社；2014. p.257 より引用）

心電図を眺めるとき，いったんすべて忘れ去り，真っ白な心で読むのでしたね（☞［Season 1］Ch.11）．心電図 図 1-1 で最も目立つのは **ST 変化**で，肢誘導ではⅡ，Ⅲ，aV_F 誘導の「ST 上昇」，そしてⅠ，aV_L 誘導の「ST 低下」が認められます．ここで久しぶりに "肢誘導界" の円座標を登場させましょう（☞［Season 1］Ch.5）．まずスタートは，aV_L 誘導とⅢ誘導とが正反対に近い位置関係にあるということ 図 1-3．

"大きな心" でとらえてくださいね．「ST 上昇」のあるニサンエフ（Ⅱ，Ⅲ，aV_F）とイチエル（Ⅰ，aV_L）って，心臓をはさんで反対の位置関係にありますよね？　こうした真逆の 2 方向の組み合わせで ST 上昇・低下が見られた場合[*5]，"発言力" があるのは「ST 上昇」のほうで，ほぼ確実に **STEMI（ST 上昇型急性心筋梗塞）**の診断が可能です．もちろん，以前の心電図と比較して，過去にない「変化」が

*5 V_1〜V_5 誘導の「ST 低下」についても，V_5 誘導はⅠ，aV_L と "ご近所"，V_1〜V_4 誘導は心臓の "前" で，Ⅱ・Ⅲ・aV_F 誘導は "下≒後" と考えると対側性変化の一環として理解できる．

起きているのを確認できれば，なお確実性が高まります．

今回の例は「急性下壁梗塞」疑いです．エフ（aV_F）は "foot" のFですから，何も覚えることなく「下壁」ですよね．加えて右冠動脈の近位部閉塞に伴う下壁梗塞の場合，ときに**房室ブロック**（今回は2度）を伴うという事実とも合います．ですから，心電図をとってDr. ヒロ流でキチンと読みさえすれば，選択肢の5）が正しいとわかるでしょう．「STEMI＝すぐに心カテ」はガイドライン[2]でも明記されています．

ちなみに，選択肢3）は心筋バイオマーカーに関するものですが，汎用される心筋トロポニン（今回はcTnT）が陰性だから，ACSの可能性を否定してしまう選択肢4）のような対応もよくある誤りです（心電図を苦手にする人ほどこうしたミスを犯しがち）．STEMIでも発症後数時間のごく初期の段階ではトロポニン陰性を示す症例も珍しくないんです．

「読めるか」より「とれるか」

心電図 図1-1 は波形異常と不整脈が混在し，それなりに読み甲斐のある心電図だと思います．ただ，この症例で一番難しいのは，心電図を「読めるか」より「**とれるか**」という点です．

「気持ち悪い，吐きそう，吐いた，ノドのあたりがむかむか…」
そんな訴えから胃腸疾患と決めつけてしまったり，看護師さんに「先生，これで心電図とるの？」と言われて "場の雰囲気" を重視したりすると痛い目にあいます．

心筋梗塞の患者さんは，皆が皆，「強い前胸部痛」という典型症状で来院される方ばかりではありません．非典型例をいかに漏らさず拾えるかが，デキる臨床医の条件の一つだとボクは思います．代表的な非典型的症状は，**肩や歯の痛み**ですよね．また，今回の症例のように悪心や嘔吐なんかの**消化器症状**が目立って，心筋梗塞でテッパンの胸部症状がかすんでしまうこともあります．下壁梗塞の多くは，灌流域に迷走神経終末の多い右冠動脈の閉塞が原因であることから，胃部不快や嘔吐を伴うケースもあると説明されています．

心筋梗塞と嘔吐の関係を調べた古い文献によると，貫壁性（transmural）心筋梗塞の43%に嘔吐を伴い，前壁：下壁＝6：4*6だったとのこと．時代やお国の違いこそあれ，さすがに普段の印象には合わない感じがボクにはしていますが…どうでしょう，皆さま？

また，非典型的な心筋虚血イベントを呈しやすいグループを認識しておくことも大切です．今回の症例が難しいのは“何でもあり”の「高齢者」であること以外に「女性」であるわけです．女性の心筋梗塞は男性よりもわかりにくい症状なのは有名で，本シリーズでも扱ったことがあります（☞［Season 1］Ch.6）．

非典型症状をきたす3大要因

1）高齢者　　2）女性　　3）糖尿病

救急では心電図のハードルを下げよ

以上，消化器症状が強く出た高齢者の非典型的STEMI症例でした．

『患者さんの訴えが心窩部より上のどこかで，それに対して“深刻感”を感じたならば心電図をとる』

---

*6 重症の前壁梗塞によるショック状態で嘔吐が見られることがある．

これをルーチンにすれば“見落とし”が減るかなと思います．とは言え，多忙な救急外来ではとかく“ハイ，胃腸炎ね”と片付けてしまいがちで，ボク自身も反省すべき過去がないとは言えませんが….

12 誘導心電図は保険点数 130 点ですから，『3 割負担の方でも“ほか弁”ないし“スタバのコーヒー”くらいの値段で大事な検査が受けられますよ』，と患者さんにも普段から説明するようにしています．多少は手間ですが，患者さんには無害な検査です．

ボクは，顎および両側の肩と季肋部で囲まれた“chest pentagon” 図 1-4 という愛称をつけて呼んでいるゾーンに何らかの症状を訴えた方では，一度は心電図をとるか自問するようにしています．とくに救急現場では心電図はバイタルサインの次くらいに軽い気持ちでとるほうが無難です．くれぐれも心電図に対する苦手意識から「心電図をとるの，やめとこかな…」は“なし”にしましょうね！！

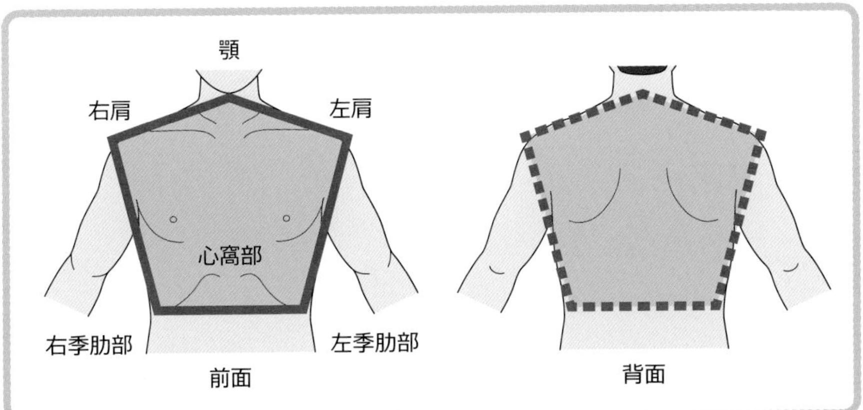

図 1-4 “chest pentagon”に何か感じたら心電図を！

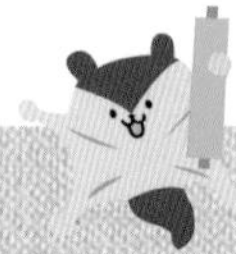

Take-home Message

- 非典型症状に潜む"隠れ心筋梗塞"に注意せよ！　ときに悪心・嘔吐（消化器症状）が前面に出ることも.
- 対側性変化で説明できる ST 上昇・低下の組み合わせが共存したら STEMI と診断せよ.
- 下壁梗塞では房室ブロックを合併することあり.

文献

1）杉山裕章. 心電図のはじめかた. 中外医学社; 2017. p.128-37.

2）急性冠症候群ガイドライン（2018年改訂版）. https://www.j-circ.or.jp/old/guideline/pdf/JCS2018_kimura.pdf

CHAPTER 2

アナタはどうしてる? 術前心電図の考え方（前編）

本章のテーマ

- 非心臓手術の術前検査として心電図を行う必要性について考えたことがありますか？
- 術前ルーチン検査として行った心電図が治療方針に与える影響はどれくらいか知ってますか？

内科医であれば，外科系の先生方から術前心電図の異常について，一度はコンサルテーションされたことがありますよね？　循環器内科医なら日常茶飯事のこの案件，もちろん“正解”は一つじゃありません．2 回シリーズの前編は，症例を通じて術前心電図の必要性について，Dr. ヒロと振り返ってみましょう．

症例提示

67 歳，男性．変形性膝関節症に対して待機的手術が予定されている．整形外科から心電図異常に対するコンサルテーションがあり，内科外来を受診．

既往歴: 糖尿病，高血圧（ともに内服治療中），喫煙: 30 本×約 30 年（10 年前より禁煙）．

コンサル時所見: 血圧 120/73mmHg，脈拍 81/分・整．HbA1c 6.7%，ADL は自立．

膝痛による多少の行動制限はあるが，階段昇降は可能で自転車にて通勤．事務職も普通にこなせている．自覚症状なし．

以下に術前の心電図を示す 図 2-1．

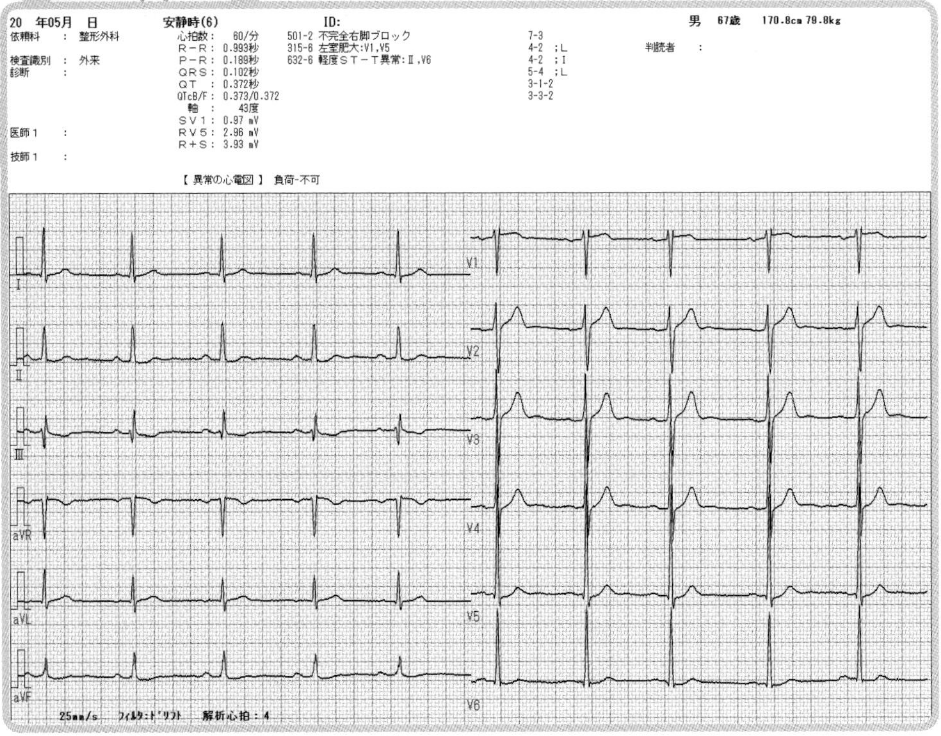

図2-1 心電図（術前外来時）

問題 1

心電図 図2-1 の所見として正しいものを 2つ選べ

1）洞（性）徐脈
2）左軸偏位
3）不完全右脚ブロック
4）1度房室ブロック
5）左室高電位

解答 1

3)，5)

解説 1

術前心電図でも，いつも通りに系統的な心電図の判読を行いましょう（☞［Season 1］Ch.1）．

1) ×：R-R 間隔は整，P 波はコンスタントにあり，向きも“イチニエフの法則”に合致しますから，自信を持って「洞調律」です（☞［Season 1］Ch.2）．心拍数なら“検脈法”が簡便です．左半分（肢誘導）のみ，あるいは左右全体（肢誘導・胸部誘導）で数えても 60/分ですから，「徐脈」基準を満たしません（Dr. ヒロ的な“境界線”は「50/分」でしたね）．
2) ×：QRS 電気軸は，“スパイク・チェック”の段階，QRS 波の「向き」を確認するのでした（☞［Season 1］Ch.8）．Ⅰ，Ⅱ，aV_F 誘導いずれも上向き（陽性）で，軸偏位はありません（正常軸）．ちなみに，以前紹介した“トントン法 NEO”だと，「+40°」と計算できます（TP は，Ⅲ［+120°］と$-aV_L$［+150°］の間で前者よりの「+130°」）（☞［Season 1］Ch.10）．
3) ○：典型的ではないですが，一応「不完全右脚ブロック」でいいでしょう．V_1 誘導の特徴的な「rSr′型（r<r′）」と，イチエルゴロク（とくにⅠ，aV_L，V_5 誘導）で S 波が軽めに“主張”する感じです〔スラー（slur）という〕．QRS 幅が 0.12 秒（3 目盛り）以内なら，“不完全”という言葉を冠します（自動診断で QRS 幅は 0.102 秒です）．
4) ×：「1 度房室ブロック」は PR（Q）間隔が延長した所見であり，“バランスよし！”の部分でチェックします．P 波と QRS 波の距離はちょい長め（≒0.20 秒）ですが，これくらいではそう診断しません（「1 度房室ブロック」の目安は 0.24 秒以上）.「PR（Q）延長」との指摘にとどめるべき範疇でしょうか.

5) ○: QRS 波の「高さ」は “高すぎ” ですね. 具体的な数値も知っていて損はないですが, V_4〜V_6 あたりの誘導, とくにゴロク（V_5, V_6）の R 波が突き抜けて直上の誘導に突き刺さる “重なり感” にボクはビビッときます（笑）. 加えて, 軽度ですがⅡ, V_{4}〜$_{6}$ 誘導に「ST 低下」があり, 高電位所見とあわせて「左室肥大（疑い）」とジャッジしたいものです（☞ Ch.10 参照）.

問題 2

術前心電図 図 2-1 の意義について考察せよ.

解答 2

意義: 耐術性や心合併症リスク評価の観点では「低い」

解説 2

非心臓手術の術前検査で何をどこまで調べるか？　心電図に限らず, これはすべての検査に言えることなので, 純粋な心電図の読みから少し離れてお話しましょう.

非心臓手術における術前検査に関するガイドラインは, 米国では 10 年以上前[1, 2] から, そして最近ではわが国でも欧米のものを参考に作成[3] されています.
これらのガイドラインによると, 今回のように日常生活や仕事などで特別な症状もなく十分に “動ける” ケースの場合, 心電図検査のみならず, 術前心血管系評価そのものが「適応なし」とされます.

したがって，心電図に「意義」を求めるのは“筋違い”なのかもしれません．ただ，現実はどうでしょう？　皆さんの病院の診療はガイドライン通りに行われていますか…？　おそらく「NO」なのではないでしょうか？

欧米では，こうした“見なくて良かった”心電図異常のコンサルトや手術の対象疾患とは無関係な心臓の追加検査が，コスト的にムダとみなされています．これは，検査技師や看護師にも本来必要のない仕事をさせているともとらえることができますよね？

循環器内科医・内科医にとって，外科医からの**術前心電図**のコンサルテーションは非常によくあります．実際に，日本の病院では，非心臓手術をする前に心電図を“(ほぼ) 全例”やっているのではないでしょうか．そんな状況下で，術前心電図をすべきか否かを論じるのは正直ナンセンスな気もします．心電図検査をすること自体に，一見，悪いことなんて見当たりません．採血の痛みもレントゲンの被曝もない安全・安心な検査ですから．前述のガイドライン[1)]でも，低リスク手術でなければ心電図検査は年齢を問わず“考慮”(considered) となっています（ただし，今回話題にしている膝手術を低リスクと見なす文献もあり）．ほかにも，「65歳以上」なら心電図を“推奨”(recommended)，今回のように「糖尿病」や「高血圧」を有するなら“考慮”(considered) とする文献[4)]もあります．

「よく調べてもらっている」という患者さん側のプラスな印象も相まって，わが国の医療・保険制度上では，オーダーする側の医師のコスト意識も，諸外国に比べて断然低いと想像できます．“ルーチンでやっちゃえ”的な発想が根付くのにも納得です．でも，本当にそうでしょうか？

少し古いレビューですが，表 2-1 を見て下さい．

表 2-1 ルーチン心電図の検査意義

参考文献	N	心電図異常 n（%）	臨床的意義のある異常 n（%）	マネージメントの変化 n（%）	有害イベント n（%）
Paterson et al, 1983	171	27 (15.8)	5 (2.9)	1 (0.6)	0 (0)
Turnbull & Buck, 1987	632	101 (16.0)	—	0 (0)	4 (0.6)
Yipintsoi et al, 1989	424	61 (14.4)	—	6 (1.4)	—
Adams et al, 1992	48	4 (8.3)	—	0 (0)	—
Bhuripanyo et al, 1992	357	113 (31.7)	23 (6.4)	8 (2.2)	—
Sommerville & Murray, 1992	157	11 (7.0)	—	1 (0.6)	—
Callaghan et al, 1995	131	6 (4.6)	—	—	—
Perez et al, 1995	2,401	250 (10.4)	—	22 (0.9)	—
中央値		**12.4%**	**4.6%**	**0.6%**	**0.3%**
範囲		**4.6〜31.7%**	**2.9〜6.4%**	**0〜2.2%**	**0〜0.6%**

(Munro J, et al. Health Technol Assess. 1997; 1: 18 より引用改変)

既往歴や動悸・息切れ，胸痛などの心疾患を疑う思わせぶりな自覚症状があってもなくても，あまり深く考えずに術前に“ルーチン”で心電図検査をすると，4.6〜31.7%に“異常”が見つかります．中央値は 12.4%で，これは実に 8 人に 1 人の割合です．どうりで術前コンサルトが多いはずです．

もしも，何も考えずに自動診断のところに何か所見が書いてあったら，循環器（内科）に相談しておこう，という外科医がいたとしたら，ボクたちの本来の業務も圧迫しかねない“迷惑な相談”です（いないと信じたいですが）．

でも，実際には臨床的意義のある心電図所見は約 3 分の 1 の 4.6%，そして驚くなかれ，治療方針が変わった（例: 手術の延期や中止）のは全体のわずか 0.6%なんです！

より具体的に言うと，仮に 200 人の非心臓手術を受ける患者さんに，盲目的に術前心電図をオーダーすると，約 25 人に何らかの自動診断による所見があります．でも，治療方針に影響を与えるような重大な結果があるのはせいぜい 1 人．つまり大半の 24 人には大局に影響しない，ある意味 “おせっかい” な指摘なんです．自分の診療を振り返ってみても，確かにと納得できる結果です．

心電図をとってもデメリットはないと言いましたが，たとえば癌で手術を受けるだけでも不安な患者さんに，心電図が余計な “心配の種” になっていたら本末転倒だと思いませんか？

今回の 67 歳男性も整形外科で膝の手術を受けるわけですが，心疾患の既往やそれを疑うサインもないなかで，なかば “義務的” に心電図検査を受けたがために，「不完全右脚ブロック」と「左室肥大（疑い)」という “濡れ衣” を着せられようとしています．これはイカン．“ボクたちの仕事増やすな” という冗談は置いといて，今回，皆さんに投げかけたいテーゼはこれです．

緊急性を要さない心電図異常，とくに**波形異常**の術前コンサルトの場合，循環器医（または内科医）のとるべきスタンスは…

1）心電図異常＝心臓病とは限らない
2）今の心臓は，今回の手術を優先して問題ない状態なので，追加検査は原則必要ない

と言ってあげること．これが非常に大事です．しいて言えば，所見の重症度や外科医の意向などから，せいぜい心エコー検査を追加するくらいでしょうか．この辺は一様ではなく，病院事情やコンサルタント（受け手側）の裁量で決めることになろうかと思います．

ボクなりの患者さんへのコメント例を示します．

今回は手術を受けるために心電図検査を受けてもらいました．○○さんの検査結果には多少の所見がありましたが，ほかの人でもよくあることです．心臓病の既往や疑いもなさそうですし，普段の自覚症状も特にないので手術には影響のないレベルです．必要に応じて，手術が済んでから調べても問題ないのですが，外科の先生のご要望もあるため，念のため心臓のエコー検査だけ受けてもらえませんか？

患者さんを安心させ，コンサルティ（外科医）の顔もつぶさず，かつ病院の “慣習” にも逆らわない “正解” はさまざまでしょう．けれど，今回お伝えしたような背景を知っているだけで対応も変わってくるのではないでしょうか．今回は，ルーチン化している術前検査の意義について，心電図を例に論じてみました．

次回（後編）も引き続き，術前心電図をテーマに一歩進んだ異常所見の捉え方についてお伝えします．お楽しみに！

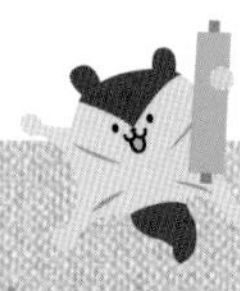

Take-home Message

- **術前検査としてのルーチン心電図では高率に異常所見が見つかるが，大半は精査・急な処置ともに不要！**

文献

1) Fleisher LA, et al. Circulation. 2014; 130: e278-333.
2) Feely MA, et al. Am Fam Physician. 2013; 87: 414-8.
3) 日本循環器学会他．非心臓手術における合併心疾患の評価と管理に関するガイドライン 2014 年改訂版．
4) ICSI. Perioperative Guideline. http://www.icsi.org/guideline/perioperative-guideline

CHAPTER 3

アナタはどうしてる？ 術前心電図の考え方（後編）

本章のテーマ

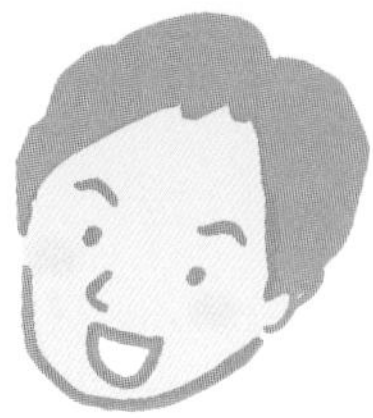

- 非心臓手術前として心電図が必ずしも必要でない状況で，軽微な異常所見を見て心精査すべきでしょうか？
- 非心臓手術前に早急な対処が必要となる心電図所見はどのようなものでしょうか？

前回は代表的な非心臓手術として，整形外科手術が予定された患者さんを例示し，術前スクリーニング心電図のよし悪しを述べました．今回も同じ症例を用いて，Dr. ヒロなりの術前心電図に対する見解を示します．“目から鱗（ウロコ）”的レクチャーを目指します！

症例提示

67 歳，男性．変形性膝関節症に対して待機的手術が予定されている．整形外科から心電図異常に対するコンサルテーションがあり，内科外来を受診．
既往歴: 糖尿病，高血圧（ともに内服治療中），喫煙: 30 本×約 30 年（10 年前より禁煙）．
コンサル時所見: 血圧 120/73mmHg，脈拍 81/分・整．HbA1c 6.7%，ADL は自立．
膝痛による多少の行動制限はあるが，階段昇降は可能で自転車にて通勤．事務職も普通にこなせている．自覚症状なし．
以下に術前の心電図を示す 図 3-1．

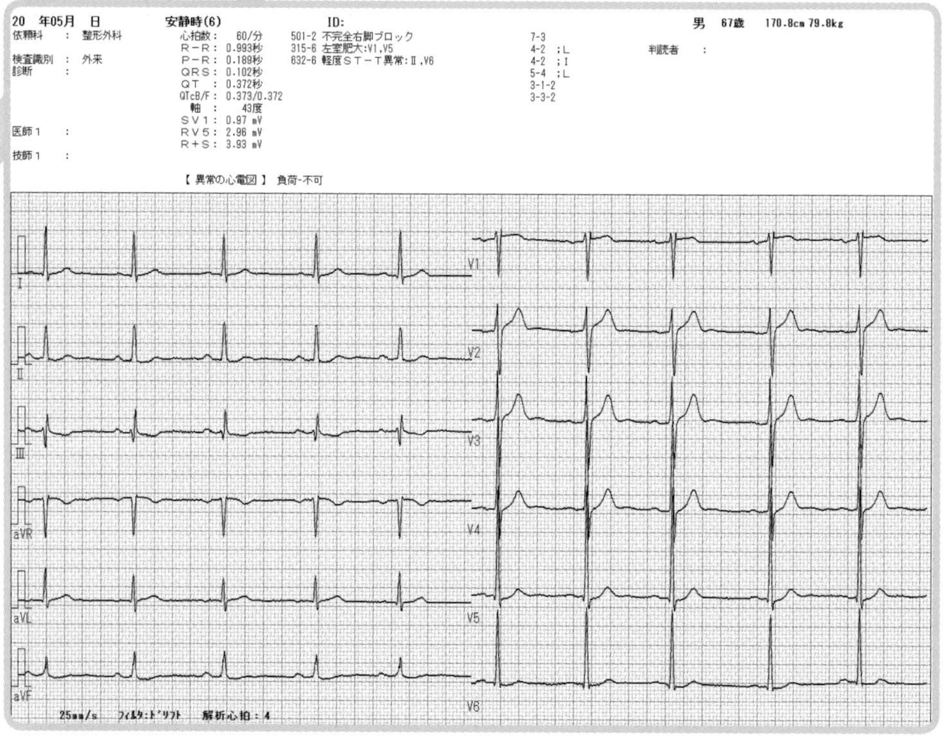

図3-1 心電図（術前外来時）

問題

依頼医に対し，心電図 図3-1 の所見と対処法および耐術性・リスクをどのように返答するか？

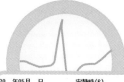

解答

心電図所見：経過観察（術前心精査不要），耐術性あり（年齢相応），心合併症リスクも低い

解説

まず，心電図所見．果たしてどのように異常所見に“重みづけ”をしたら良いのでしょう．どの所見ならヤバくて，どれなら安心なのか．外科医が（循環器）内科医に尋ねたいのは，主に耐術性とリスク（心臓や血管における合併症）の2点ではないでしょうか．
耐術性は，既往歴や合併疾患の状況はもちろん，“動ける度”（運動耐容能）で判定するのがポイント．決して心エコーの“EF”（左室駆出率）ではありませんよ（フレイル・寝たきりで手術がためらわれる方でも，左心機能が正常な方は多い）．
今回のケースのように，非高齢者で心疾患の既往や思わせぶりな症状・徴候もなく，そして何より心臓も血管もいじらない手術で「心血管系合併症が起きるのでは…」とリスクを考えるのは“杞憂”でしょう．

誰も彼も術前“ルーチン”心電図を行うのは，ほとんど無意味で臨床判断に影響を与えないことは，前章（Ch.2）で述べました．

「どんな患者に術前心電図は必要なのでしょう？」
「どんな所見なら問題視すべきでしょう？」

このような問いかけに，アナタならどう答えますか？　Dr. ヒロならこうします．

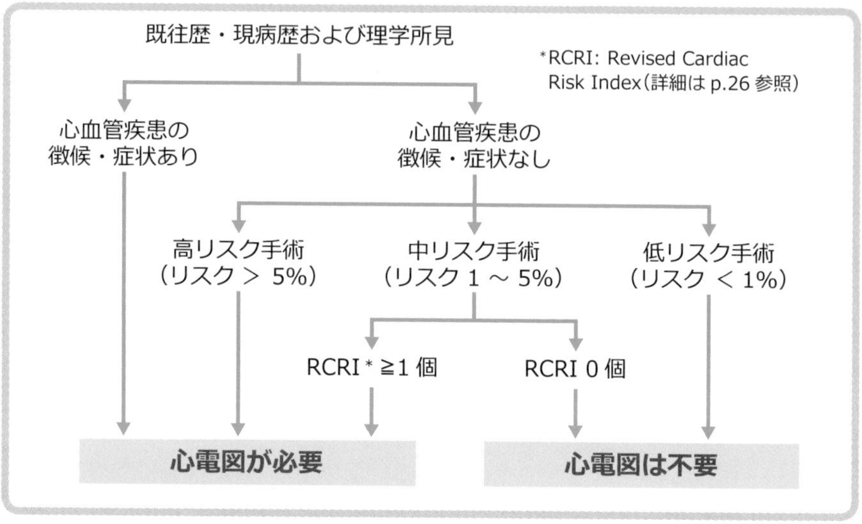

図 3-2 術前心電図の要否をみるフローチャート
（Feely MA, et al. Am Fam Physician. 2013; 87: 414-8 より改変）

心電図検査の妥当性はこれでチェック

ボクが術前コンサルトで心電図の相談を受けたとき，参考にしているフローチャート 図 3-2 を示します.

これはもともと，術前心電図の要否を判断するもので，海外ではそもそも「検査すべきか・そうでないか」が重視されているんですね．ただ，日本では，“スクリーニング” 的に術前心電図がなされるので，ボクはこれを利用して，コンサルトされた心電図に “意義がある” ものか “そうでない” ものかをまず考えます．ここでも，心電図を “解釈する” ための周辺情報として，心電図 “以外” の情報とつけ合わせることが大切です．術前外来で言えば，患者さんの問診と診察ですね．一人の患者さんにかけられる時間は限られているので，術前外来で，ボクは以下の 4 つをチェックしています.

"妥当性"からの判断

・心疾患の既往歴
・症状（symptom）・徴候（sign）
・手術自体のリスク（規模・侵襲性）
・Revised Cardiac Risk Index（RCRI）

まず**既往歴**．これは**心疾患**を中心に聞きとります．続く2つ目は**症状と徴候**（サイン）です．症状は，ボクが考える心疾患の"5大症状"，①動悸，②息切れ，③胸痛，④めまい・ふらつき，⑤失神を確認します．もちろん異論もあるでしょうし，100%の特異性はありません．①や②は年齢や運動不足，そのほかの理由で「ある」という人が多いですが，それが心臓病っぽいかそうでないかの判断には経験や総合力も必要です．あとは，**聴診**と**下腿浮腫**の症候を確認するだけにしています．聴診は心雑音と肺ラ音ね．

この段階で心臓病の既往，症状や徴候のいずれかが「あり」なら，術前心電図をするのは妥当で，所見にも一定の"意義"が見込めます．でも，もしすべてが「なし」なら非特異的な心電図所見である確率がグッと高くなるでしょう．

次に**手術リスク**を考慮します．これは手術予定の部位（臓器）や所要時間，麻酔法，出血量などで決まるでしょう．リスト化してくれている文献[1]もあります．これによると，心合併症の発生が1%未満と見込まれる**低リスク手術**（いわゆる"日帰り手術"や白内障，皮膚表層や内視鏡による手術など）の場合，心電図は「不要」なんです．一方，心合併症が5%以上の**高リスク手術**（大動脈，主要・末梢血管などの血管手術）なら，心電図は「必要」とされます．もともと，ベースに心臓病を合併しているケースも多いですし，既存の病態把握に加えて，術後に何か起きたとき，術前検査が比較対象としても使えますからね．

残るは，心合併症が1〜5%の**中リスク手術**．全身麻酔で行われる非心臓手術の多くがここに該当します．今回の膝手術もまぁここと考えて良いでしょう．

ここで，「**RCRI**：Revised Cardiac Risk Index」という指標を登場させましょう．非心臓手術における心合併症リスク評価の"草分け"として海外で汎用されているもので，中リスク手術における術前心電図の妥当性が「あり」か「なし」を判定する重要なスコアなんです！ 最近は便利なWebページもあります 図3-3．ボクもこのページをブックマークしています（笑）．

Revised Cardiac Risk Index（RCRI）

1）高リスク手術（腹腔内，胸腔内，血管手術［鼠径部上]）*
2）虚血性心疾患（陳旧性心筋梗塞，狭心痛，硝酸薬治療，異常Q波など）
3）うっ血性心不全（肺水腫，両側ラ音・III音，発作性夜間呼吸困難など）
4）脳血管疾患（一過性脳虚血発作または脳卒中の既往）
5）糖尿病（インスリン使用）
6）腎機能障害（血清クレアチニン値 >2mg/dL）

*RCRIでは血管手術以外に，胸腔・腹腔内の手術も含まれる点に注意

1）のみ手術側，残り5つが患者側因子の計6項目からなります．たとえば，すべて「No」を選択すると，主要心血管イベントの発生率が「3.9%」と算出されます*1 図3-3．

*1 2019年1月から数値改訂：旧版では「0.4%」と表示された．

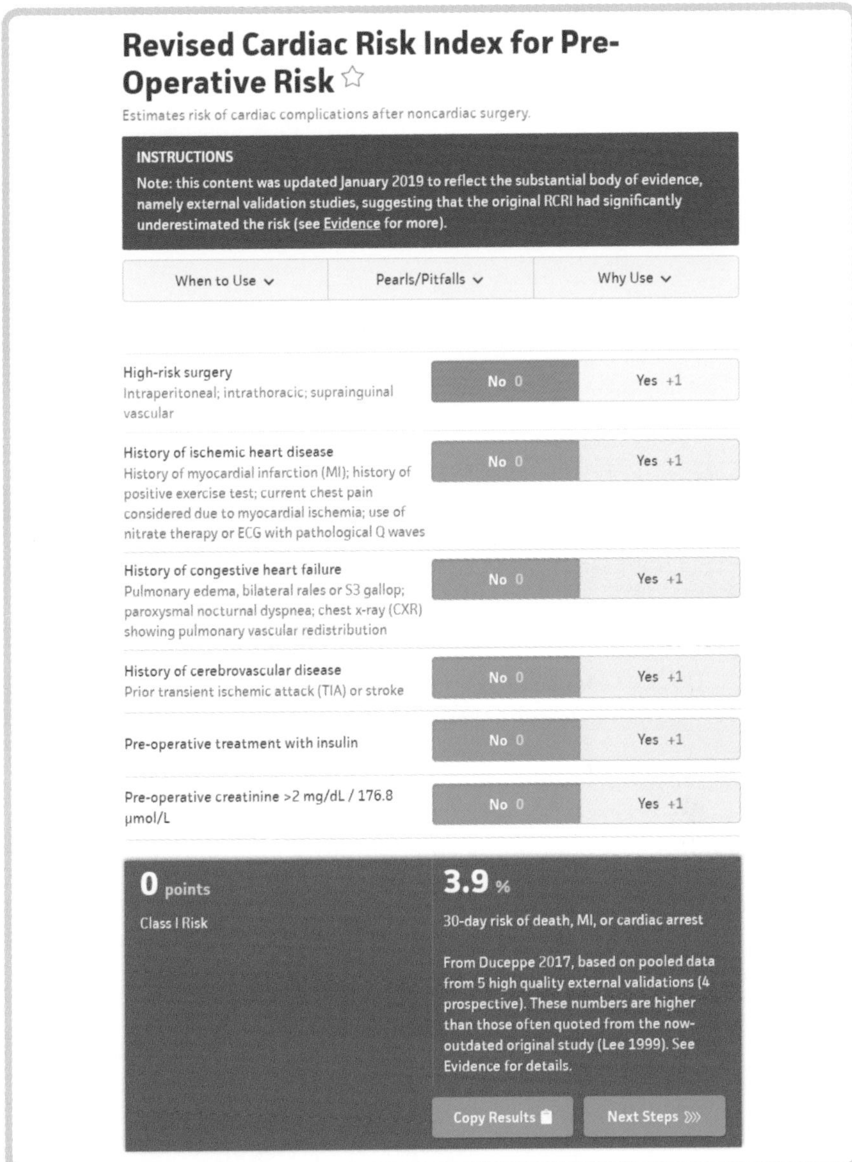

Revised Cardiac Risk Index for Pre-Operative Risk
Estimates risk of cardiac complications after noncardiac surgery.
INSTRUCTIONS
Note: this content was updated January 2019 to reflect the substantial body of evidence, namely external validation studies, suggesting that the original RCRI had significantly underestimated the risk (see Evidence for more).
When to Use
Pearls/Pitfalls
Why Use
High-risk surgery
Intraperitoneal; intrathoracic; suprainguinal vascular
No 0
Yes +1
History of ischemic heart disease
History of myocardial infarction (MI); history of positive exercise test; current chest pain considered due to myocardial ischemia; use of nitrate therapy or ECG with pathological Q waves
No 0
Yes +1
History of congestive heart failure
Pulmonary edema, bilateral rales or S3 gallop; paroxysmal nocturnal dyspnea; chest x-ray (CXR) showing pulmonary vascular redistribution
No 0
Yes +1
History of cerebrovascular disease
Prior transient ischemic attack (TIA) or stroke
No 0
Yes +1
Pre-operative treatment with insulin
No 0
Yes +1
Pre-operative creatinine >2 mg/dL / 176.8 μmol/L
No 0
Yes +1
0 points
Class I Risk
3.9 %
30-day risk of death, MI, or cardiac arrest
From Duceppe 2017, based on pooled data from 5 high quality external validations (4 prospective). These numbers are higher than those often quoted from the now-outdated original study (Lee 1999). See Evidence for details.
Copy Results
Next Steps

図3-3 Revised Cardiac Risk Index（RCRI）
（MD＋CALC. http://www.mdcalc.com/revised-cardiac-risk-index-pre-operative-risk）

中リスク手術ならRCRIが1項目でも該当するかどうかがが大事ですが，今回の男性はすべて「No」．つまり，チャートで「心電図は不要」に該当しますよね？　ですから，たとえいくつか心電図所見があってもそもそも“幻”の検査なワケですから基本は重要視せず，これ以上の検査を追加する必要もないと判断してOKではないでしょうか．

active cardiac conditionの心電図か？

術前心電図としての妥当性の観点から，今回の症例は精査が不要そうです．では，仮にチャートで「心電図が必要」となったとき，2つ目のクエスチョン「**問題視すべき所見**は？」はどうでしょうか．患者さんは安全に“非心臓”手術を受けるのが真の目的ですから，その前にコンサルタント（内科医）が“手出し”（精査や加療）するのは，よほどの緊急事態ととらえるのがクレバーです．そこでボクが重要視しているのは，“**active cardiac condition**”です．実はこれ，アメリカ（ACC/AHA）の旧版ガイドライン（2007）[2]で明記されたものの，最新版（2014）[3]では削除された概念なんです（わが国のガイドライン[4]には残ってます）．

active cardiac condition＝緊急処置を要するような心病態，のような意味でしょうか．これを利用します．

“緊急性”からの判断～active cardiac condition～

(A) 急性冠症候群（ACS）
(B) 非代償性心不全（いわゆる“デコった”状況）
(C) “重大な”不整脈（房室ブロック，心室不整脈，コントロールされてない上室不整脈ほか）
(D) 弁膜症（重症AS［大動脈弁狭窄症］ほか）

もちろん，ここでも心電図以外の検査所見も見てください．心電図の観点では，(A) や (C) の病態が疑われたら "激ヤバ" で，早急な対処，場合によっては手術を延期・中止する必要があります．既述のチャート 図3-2 ですべて No だった心電図でも無視できず，むしろ，**至急「循環器コール」**です（まれですが術前にそう判明する患者さんがいます）．ただ，今回見られる「左室肥大（疑い）」や「不完全右脚ブロック」などの波形異常の多くは active cardiac condition に該当せず，術前にあれこれ検索すべき心電図所見ではありません．つまり，患者さんに対し，「手術を受けるのに，この心電図なら大丈夫」と "太鼓判" を押し，追加検査を「やらない」ほうがデキる医師だと示せるチャンスです！　もちろん，コンサルティ（外科医）の意向もくんだうえで最終判断してくださいね．

れっきとしたエビデンスがない分野ですが，このように自分なりの一定の見解を持っておくことは悪くないでしょう．気に入ってくれたら，今回の "Dr. ヒロ流ジャッジ" をどうぞ！　今回のように必要ないとわかっていても，万が一が起きて責任追求されては困ると "慣習" に従うかたちで，検査技師さんへ詫びながら心エコーを依頼する…そんな世の中が早く変わればいいなぁ．いつにも増して "熱く" なり過ぎましたかね（笑）．

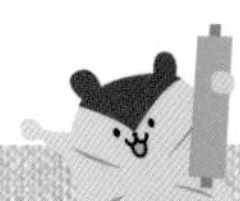

Take-home Message

- **心電図所見に対して追加精査すべきかどうかは，術前検査としての「妥当性」を考慮する．**
- **active cardiac condition でなければ，非心臓手術より優先すべき検査・処置は不要な状況が多い．**

文献

1) Kristensen SD, et al. Eur Heart J. 2014; 35: 2383-431.
2) Fleisher LA, et al. Circulation. 2007; 116: e418-99.
3) Fleisher LA, et al. Circulation. 2014; 130: e278-333.
4) 日本循環器学会，他．非心臓手術における合併心疾患の評価と管理に関するガイドライン 2014 年改訂版.

CHAPTER 4

異常Q波の厳しいオキテ～存在=異常なんてある?～

本章のテーマ

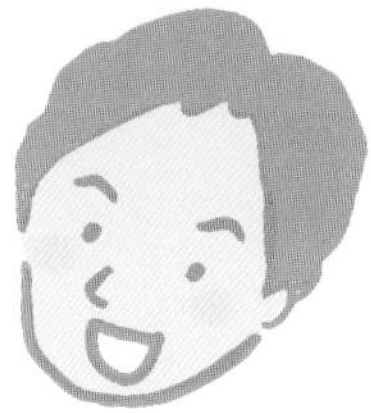

- 胸部誘導のR波増高過程を普段から気にかけていますか？
- 右前胸部誘導 (V_1～V_3) における「異常Q波」の診断法を知っていますか？

胸痛のある「ST変化」や動悸とともに見られる「不整脈」…典型的な症状と一緒に心電図所見が出るだけだったら，世の中の“見逃し”は今よりもずっと少ないでしょう．患者さんは無症状であっても，ときに心電図が強烈なメッセージを放っている場合があります．それをいかに“受信”できるか，それは平坦な心での「系統的判読」以外では難しいと思います．今回は「Q波」に関するそんな一例をDr. ヒロがレクチャーします！

症例提示

83歳，女性．両側膝関節置換術の既往あり（70歳時）．骨粗鬆症と慢性胃炎にて内服加療中．最近，物忘れや言動のつじつまが時折合わないことを心配した家族とともに認知症の専門外来を受診した．諸検査よりアルツハイマー型認知症が疑われ，投薬開始に伴って以下のようなコンサルトがあった．

「今後，コリンエステラーゼ阻害剤を用いた治療を検討していますが，初診時検査の一環として施行した心電図にて異常を認めました．心機能評価ほか貴科的御高診下さい」

実際の心電図を示す 図4-1．

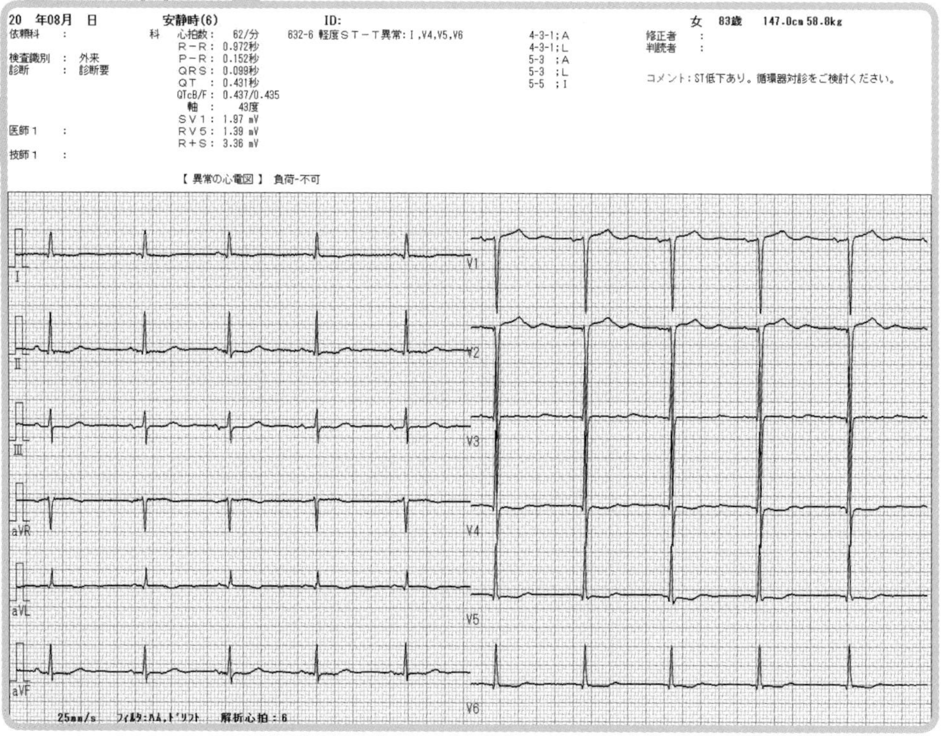

図 4-1 心電図（外来受診時）

問題 1

心電図 図 4-1 の所見として正しいものを選べ.

1）異所性心房調律　　2）左軸偏位
3）軽度 ST-T 変化　　4）左室高電位
5）PR（Q）延長

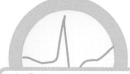

解答 1

3)

解説 1

今回は抗認知症薬による治療が検討されている高齢女性です．こんな状況で心電図，心疾患が関係してくるって意外ですが，実に興味深いと思います．1問目では，“お決まり”の心電図所見を問うています．「系統的判読」ですよ，もちろんね（☞［Season 1］Ch.1）.

1) ×：型通り“レーサー（R3）・チェック”をしてください．R-R間隔は整，心拍数は新・検脈法で60/分（従来の検脈法でも同値）（☞［Season 2］Ch.11），そして調律は“イチニエフの法則”ですね．バッチリこれを満たすので，「異所性心房調律」ではなく，サイナス（洞調律）です．
2) ×：電気軸はⅠ，aV_F（またはⅡ）誘導のQRS波の向きがポイント．今回はⅠ，Ⅱ，aV_F誘導のすべてが上向きですから，自信を持って「正常軸」と言いましょう．具体的な角度は“ちょいムズ”ですが，うまく工夫すると「+40°」までは迫ることができます[*1].
3) ○：「ST-T部分」は“スタート”のチェックですね．V_4〜V_6誘導では，1mmに満たずとも，わずかに基線（T-P/T-QRS/Q-Qライン）よりST部分が低下しているように見えます．また，T波に関してもⅠ，aV_L誘導は陰性，V_4〜V_6誘導でも陰性部分がありそうです．両者“合わせ技”で「軽度[*2] ST-T変化」

[*1] Ⅲ誘導のQRS波で“わずかに上向き”と“わずかに下向き”とが混在して少し難しい．Ⅲ誘導が“トントン”と考えて「+30°」でも悪くないが，その隣の「−aV_L（+150°）」との間で“Ⅲ寄り”が“トントン・ポイント”と考えたら「+40°」となり，自動計測値（43度）にも近くなる.
[*2]「軽微な」という表現が用いられることも.

として指摘できます．右上の判読コメントでも指摘されており，これが紹介となった直接の理由でした．

4) ×：V_4 誘導では R 波が上に向かって “つんざく” 勢いですが，V_5，V_6 誘導はおとなしめですから「左室高電位」には該当しません（ブイシゴロ密集法☞ Ch.10）．

5) ×：「PR（Q）部分」は “バランスよし！” の（波形同士の）“バランス” でチェックします．P 波と QRS 波との距離は，“くっつき過ぎず離れ過ぎもしない” の適度な距離感が大事で「120〜200 ms（0.12〜0.20 秒）」が正常と考えて下さい．1×1mm の目盛りで言ったら “3〜5 目盛り” 以内となります．今回はその範囲内ですから「PR（Q）間隔」はセーフです．

問題 2

［A］自動診断は「軽度 ST-T 異常」となっているが，心電図診断はそれのみで良いか？　約 9 年前の心電図 図 4-2 も参照して述べよ．

［B］心エコーでは大きな異常はなかった．コンサルト返答のため，必要な追加検査はどうか．血清 Cre は 1.17mg/dL であった．

解答 2

［A］良くない．V_2（V_3）誘導の「異常 Q 波」

［B］核医学（RI）検査，心臓 MRI 検査など

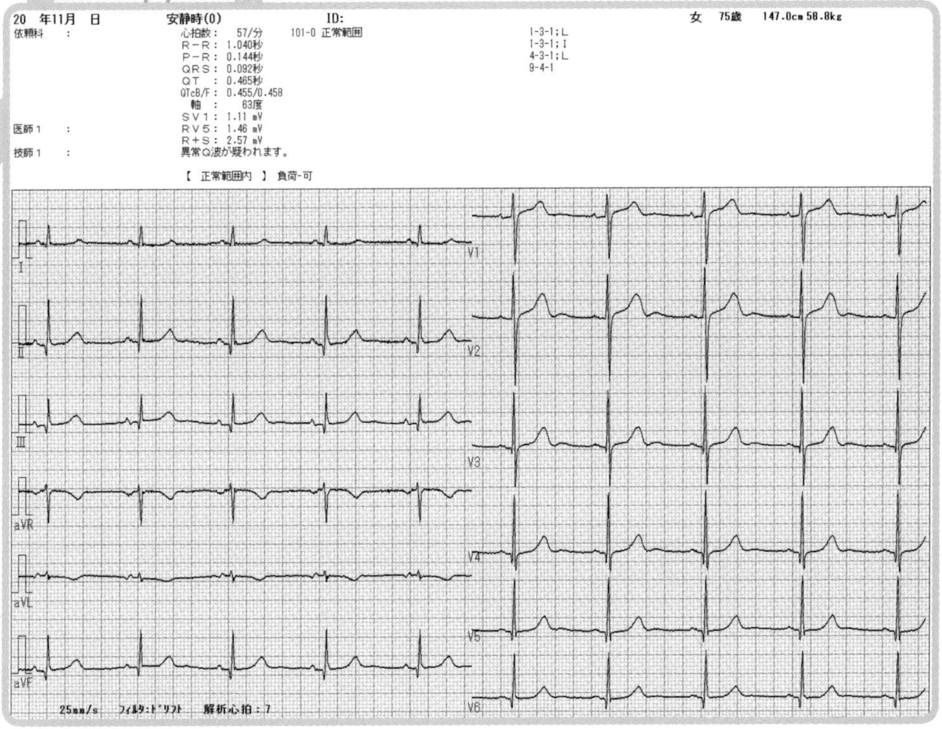

図 4-2 過去の心電図（約 9 年前）

解説 2

心電図 図 4-1 の右上部分のコメント欄は，「ST 変化あり．循環器対診をご検討ください」となっています．前問で取り上げたように，ST 変化は確かにあります．「軽度」と書いてありますね．しかし，注目すべきはそこでしょうか？　実は ST-T 部分の所見変化以外に大事な所見が隠れており，それを問題［A］で問うています．過去の心電図 図 4-2 も眺め “間違い探し” の要領で異常を探しましょう．また問題［B］では，心精査についてです．“どこまでやるか” は医師個人の考えや病院設備にも依存しますが，心エコーで左心機能に異常がない，との評価でも心電図から深い洞察ができる好例として取り上げてみました．

抗認知症薬と心疾患

いろいろな疾患に精通した先生方に笑われてしまいそうですが，正直，いきなり**コリンエステラーゼ阻害薬**とか言われると，浅学なボクは一瞬「んっ？」ってなります（笑）．えーっと，代表的な薬剤を一般名で言いますと，ドネペジル（アリセプト®），ガランタミン（レミニール®），リバスチグミン（リバスタッチ®，イクセロン®）などになりましょうか．しかし，認知症でなぜ心臓病？…って思う方はいませんか？

循環器医をしていると，実は今回のような相談は一度や二度ではありません．普段，あまり意識されずに使われているケースも目にしますが，代表的な抗認知症薬であるコリンエステラーゼ阻害薬は，ときに心臓に悪さをする可能性があります．

キーワードは**コリン作動性**．これは，心臓に関しては迷走神経機能を亢進させ，QT 延長効果も相まって，心室不整脈（心室頻拍・細動）や徐脈性不整脈を惹起すると添付文書にも記載されています．ですから，こうした状況で大事なポイントは，おおむね次の 3 つです．

コリンエステラーゼ阻害薬の投与前に注意せよ！

①器質的心疾患　　②電解質異常　　③抗不整脈薬の使用

②と③は催不整脈性に関連しますが，今回の患者さんにはなく，①の有無が問題となるわけです．

安静時 ST 低下は虚血じゃない

コンサルティ*3 の先生は，『ST-T 変化→何か背景に心疾患があるのかも？』と考えたのではないでしょうか（心電図判読医による勧めもあるでしょうが）．心電図 図4-1 に軽微ながら「ST-T 変化」が見られるのは事実です．ただ…さかのぼること 2 シーズン前，Dr. ヒロは言いました．「安静時に見られる ST 低下はほとんど（心筋）虚血じゃない！」と（☞ [Season 1] Ch.2)．「左室肥大」や「脚ブロック」に伴う二次性変化を除けば，安静時に認められる ST 変化は特別に異常でないことが圧倒的に多いのです．今回もそうですが，動悸や息切れ，胸痛など何一つとして症状のない場合はなおさらです．

軽度の ST-T 変化の最も大きな原因は，ズバリ**非特異的変化**．とくに心疾患とリンクするわけでもなく，“あっても別に病的意義はない” っていうニュアンスが正しいと思います．とりわけ**中高年女性**に多い所見です．ですから，心疾患の既往も思わせぶりな自覚症状もないのであれば，この ST-T 変化を掘り下げても通常は何も出てきません．注目すべき点は別にあります．皆さんに気づいてほしいのはこちらです．

どうなら「異常 Q 波」？

たまたま，この方には約 9 年前にとられた心電図 図4-2 が残っていました．「正常範囲」とされた 図4-2 と今回の 図4-1 の両者を比べてみてください．ちょっと面倒でも誰にでもできる．この**過去との比較**が皆さんの “心電図力” をグッと高めますよ．注目すべきは胸部誘導．確かに ST 部分や T 波の様相もだいぶ変化しています．ただ，ボクが今回述べたいのは **V_1〜V_3 誘導**についてです．過去に比べて V_1，V_2 誘導の R 波がゴソッと削げていますよね？　よく見ないとわ

---

*3 コンサルト「する」側.

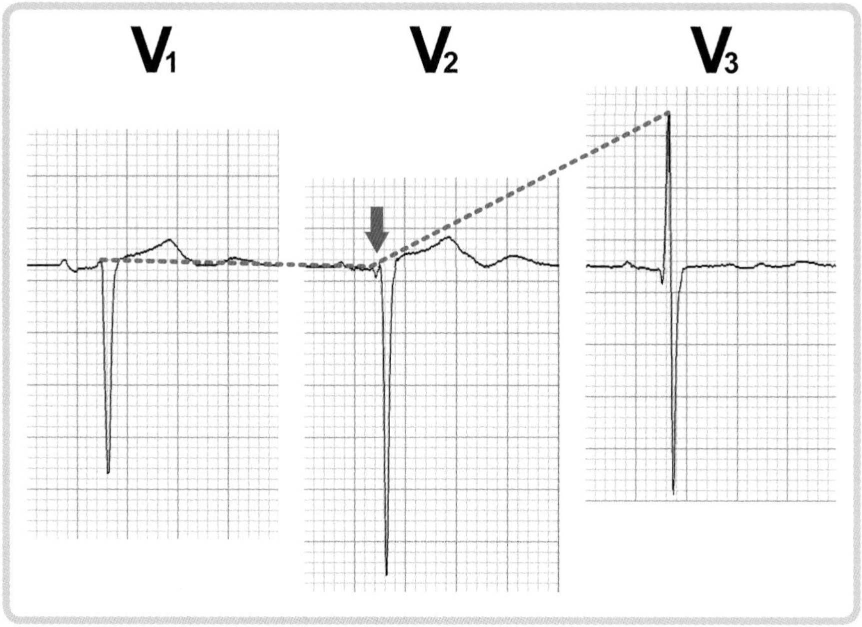

図4-3 図 4-1 より V_1～V_3 誘導のみ抜粋

かりませんが，V_2 誘導は陰性波から始まっているのです（図4-3↓）．しかも，通常は $V_1 \rightarrow V_2 \rightarrow V_3$ となるに従って R（r）波は徐々に "育つ" ものですが（R 波増高：R-wave progression），なんだか V_2 誘導で凹んでいるのもオカシイです．この 2 点に気づけたヒトは鋭い！　ボクは普段 "スパイク・チェック" の R 波の高さをチェックする際，"高すぎ・低すぎ" をチェックする以外に，この V_1～V_3 誘導の **R 波の増高過程**が正常かも確認することを推奨しています[*4]．

QRS 波が陰性波からはじまる場合，それを「Q(q) 波」というのでしたね（☞ [Season 2] Ch.1）．この「Q(q) 波」ですが，"異常" なものに関しては心筋梗塞をはじめ，**壊死した心筋巣**を反映する

[*4] 異常な場合，「R 波の増高不良」（poor R-wave progression）という所見になること多し．

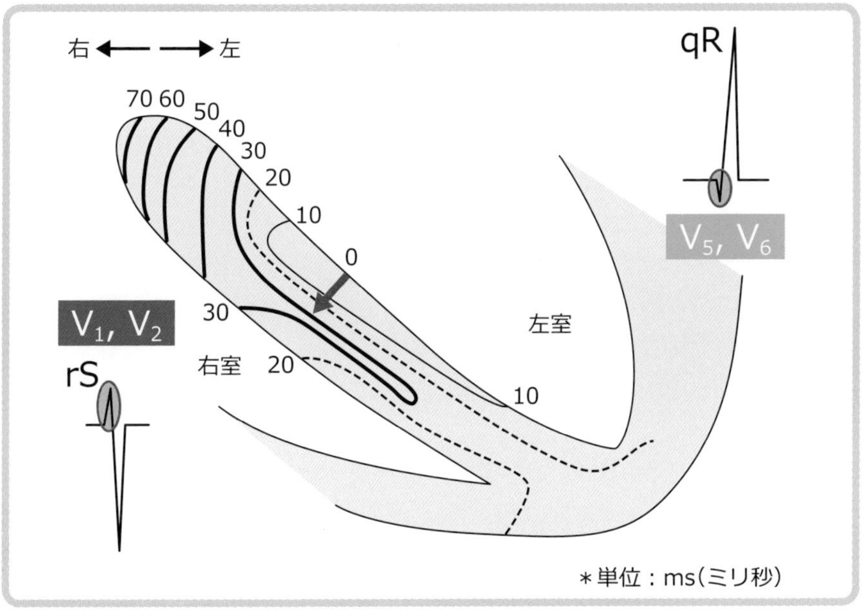

図 4-4 心室中隔の刺激伝導［等時相マップ］と胸部誘導波形
（杉山裕章．心電図のみかた・考え方［基礎編］．中外医学社；2013. p.247 を改変）

点で重要でした．今回は V_1～V_3 誘導に限って扱いますが，この 3 つの誘導については，「Q（q）波」は“ある”，つまり「存在」だけでアウトです．どんなに幅が狭くても，深さが浅くても，“any Q (q)”，つまりあったら常に**異常**だということ．これが今回，ボクが最も言いたかったことです．今回はラッキーなことに過去の心電図がありましたが，仮になくても同じく異常を指摘できないといけません．これ大事なコトですよ．

正常 QRS 波の成り立ちを考えよ

「なぜ？」と思われる方も多いかもしれません．それには心室内を電気が流れる順番の理解が必要です．房室結節を越えた電気は，直下のヒス束から左右の脚へと続き，心室中隔を下行していきますが，両者は同時ではなく，左脚の興奮がわずかに先行します*5.

正常だと電気は0.1秒（100ms）以内に心室の隅々にまで行きわたりますが，ごく初期（20ms）の時間帯には左脚から右脚に向かう，矢印で描くと「左→右」のような流れとなります 図4-4．心電図の世界では，観察点（誘導）に電気・興奮が向かってくるときに陽性（上向き）の波として描かれるルールを思い出しましょう．心臓の真ん中より右側にある V_1〜V_3 誘導は“右”前胸部誘導と呼ばれ，心室中隔の左方からやって来る初期興奮を迎え入れることになるため，QRS波は陽性波（R[r]波）からスタートしなくてはダメなのです．

ちなみに，反対に心臓を左側から眺めるⅠ，aV_L，V_5，V_6 誘導（イチエルゴロク）などでは，逆にQRS波が小さな陰性波から始まり，その部分は「中隔性q波」と呼ばれます．今回は，だいぶはしょりましたが，この辺を詳しく知りたい方は拙著*6をどうぞ．

どこの心筋梗塞でしょう？

どうやら異常は V_1〜V_3 誘導あたりにありそうです．仮に心筋梗塞が昔起きていた場合，病変はどこにあるのでしょうか？　それを探るには，胸部誘導の各電極の位置と対応する左室壁について説明した回（☞［Season 2］Ch.1）を見返してみましょう 図4-5.

R波がそげてもQ波にはなっていないので，V_1 誘導の担当する「(心室）中隔」はセーフです．しかし，V_2，V_3 は小さいながら“異常”なQ波ということになります．こうした隣接2誘導で異常Q波があることは，梗塞（壊死）を示唆する有意な条件の一つであり，左室前壁にその可能性があるわけです（☞ Ch.6）．よく見ると V_3 誘導

*5 下手過ぎるダジャレですが，ボクは「左脚が先」と覚えています（“「さ」つながり”）.
*6 心電図のみかた，考え方［基礎編］（中外医学社）の p.246〜251 を参照.

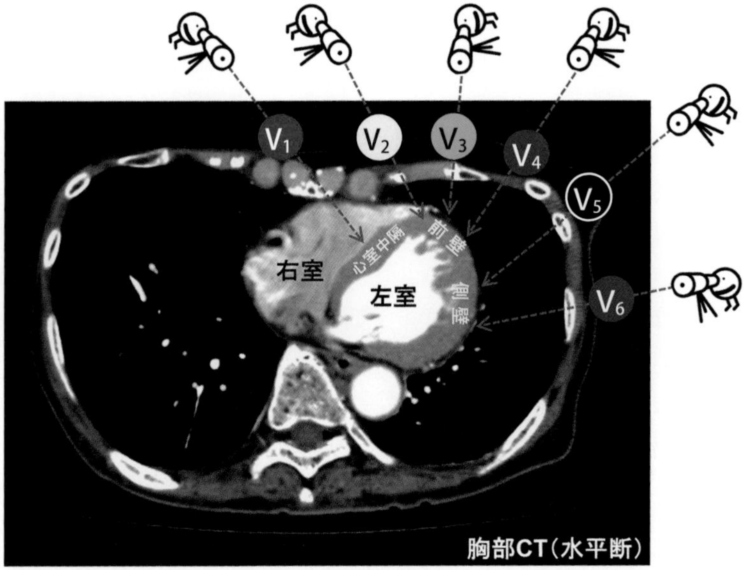

- 胸部誘導はCT画像における電極を貼る位置を思い浮かべる.
- "各記録電極から一番近い部位を主に眺めている"と考えれば, 直感的に理解しやすい.
- 心室で言えば, V_1: 心室中隔（および右室）, V_2〜V_4: 左室前壁, V_5・V_6: 左室側壁が担当誘導となる.

図4-5 胸部誘導と両心室の位置関係
（杉山裕章. 心電図のはじめかた. 中外医学社; 2017. p.64を改変）

に関しては, 以前から「q波」があるようですが, V_2誘導は新しく生じた異常Q波. やはり, 一部であっても左室前壁に心筋梗塞が起きたと考えるべきだと思います.

以上から中隔よりの狭い範囲かもしれませんが, **陳旧性前壁心筋梗塞を疑わせる心電図**になるわけです. 大丈夫そうに見えて, 一気に心疾患の"黄信号"が点滅し出したのです.

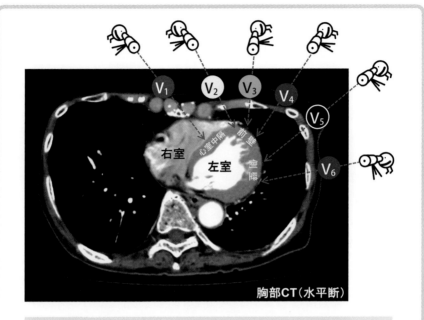

事の顛末とコンサルト返答

最後に問題 2 に関する必要な追加検査を述べて終わります．心筋梗塞などの虚血性心疾患を疑ったとして，80 歳以上で膝に人工関節の入った人に運動負荷心電図は難しいですよね？　トレッドミル検査はいわんや，マスター階段試験だってはばかられます．しかも，今回のように軽度でも既存の ST-T 変化がある場合，偽陽性が出やすいことも知っておくべきでしょう．さらに腎機能も悪いときたら…残りは核医学（RI：radio-isotope）検査か心臓 MRI ですよね．

共にある程度以上の規模の病院でないとできない検査ですから，代わりに十分な補液などを行って腎機能に配慮し，冠動脈造影 CT 検査などがなされるかもしれません．このあたりのアレンジは担当医の裁量でしょう．実際には，アデノシン三リン酸（ATP）を静注して行う薬剤負荷 RI 検査が行われました．結果は，可逆性のある誘発性心筋虚血はなく，一部ながら「陳旧性前壁梗塞」の所見がありました．心エコーでの駆出率（LVEF）は 60%強と保持されていましたが，RI 検査による評価では左室前壁の壁運動は低下していました．そうです，恐れていた器質的心疾患がこの女性にはあるのです！　あくまでも「過去」の話で，患者さんは今現在，何の症状も訴えないのですが．で，でも見つけたぞ，“幽霊の正体” を（笑）．

梗塞範囲が比較的小さかったためか，あるいは単純な見落としかは不明ですが，心エコーでは異常が検出されていませんでした（検者や判定医にもよるでしょう）．しかし，“真実” を心電図は実に見事に教えてくれています（実はエコーの検者にも心電図の読みが問われています）．その “ささやき” を受信できるか，かつて “星の王子さま” に喩えましたが，今回も同じです（☞ [Season 1] Ch.11）．最終的な返答として，以下のようでどうでしょうか？

JCOPY 498-13706

20XX 年の心電図と比較すると，前・側胸部誘導の ST-T 変化に加えて V_1，V_2 誘導の R 波減高（V_2 誘導は新出の異常 Q 波）を認めます．過去に胸痛イベントはなく，心エコーでも左室収縮能は保たれているようですが，RI 検査でも陳旧性前壁梗塞に合致する所見でした．したがって，不整脈（徐脈・頻脈性ともに）などに注意しながらコリンエステラーゼ阻害剤を使用してゆくべきだと思います．

今回は“クルッと”の“ク”で，いの一番にチェックすべき V_1〜V_3 誘導の異常 Q 波について扱いました．“ある時点で即アウト”の厳しいオキテ，非常に大事なのでよく復習しておきましょうね．

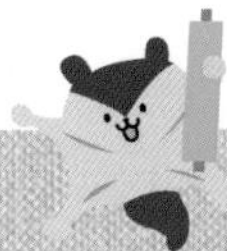

Take-home Message

- **安静時から認められる ST-T 変化は非特異的所見なことが多し〜症状や臨床背景を加味しよう．**
- **V_1〜V_3 誘導は Q（q）波があれば「必ず」異常！**
- **前壁誘導（V_1〜V_4）のうち隣り合う２つで異常 Q 波があったら陳旧性心筋梗塞を疑うべし！**

Column 1

心電業界へのコロナ禍の影響

本著の作成にあたった 2020 年（令和 2 年）は，まさに新型コロナウイルス一色と言える年でした．

“コロナ禍” は世界経済にも大きな影響を及ぼしたわけですが，心電業界にとってはどうだったのでしょうか？ 社会経済に関してはシロウトな筆者なりに考察してみました．

代表的な国内心電計メーカーとして，N 社（時価総額：3,260 億円）と F 社（時価総額：1,544 億円）（金額はともに 2021 年初時点）を取り上げ，2020 年の株価の推移（変化率）を示しました．また，東証一部上場全銘柄の時価総額をもとに算出される TOPIX も一緒に示しています 図．

3 月中旬に 25～30％マイナス（いわゆる “コロナ・ショック”）を記録し，年初と同レベルにまで回復した 11 月中旬までの TOPIX トレンドの “谷” は，ウイルスが日本経済に及ぼしたダメージそのものでしょう．

一方の心電計メーカーはどうでしょう？…あれ？　N 社も F 社も 3 月下旬から 4 月株価が暴騰しているようです．これはなぜでしょう？

未曾有の “心電図ブーム”（?!）と考えたのは思慮の浅い筆者だけかもしれませんが，これは，人工呼吸器の需要増加に伴うようです．

もう一つ，“レスピ特需” の終わった 6 月以降，F 社が TOPIX 変動をほぼなぞるように推移したのに対し，N 社は 10～30％の株高を年末まで維持した点が興味深いです．今度こそ，（実感はないですが）F 社よりも N 社の心電計が高評価で売れたってこと…でしょうか．これも否．決算書を見てみると，海外シェアの影響が強そうです．人工呼吸器に加えて，SpO_2 ほか生体モニタリング機器の需要が欧米や中南米から急増したようです．TOPIX からの乖離にも頷ける結果です．

では，肝心の心電計はどうだったのでしょうか？　単体での売上げデータは入手できませんでしたが，中間決算で N 社－21％（生体計測機器），F 社－17.8％（生体検査装置）といずれも 20％前後の減益のようです．コロナ禍の影響は心電業界へも及んでいたわけです．

以上，心電図と社会のつながりについて株価チャートから考察してみました．

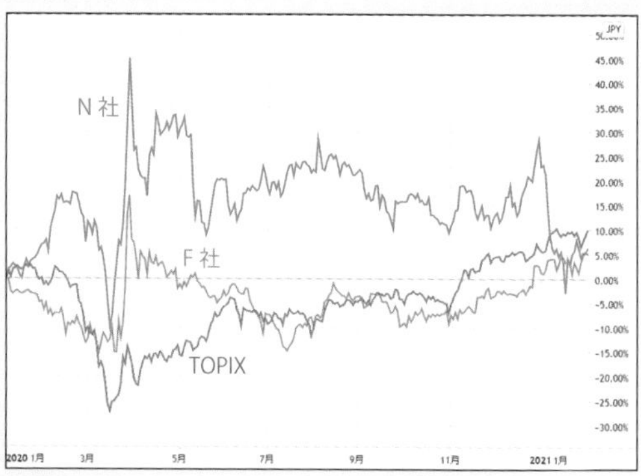

図 N 社と F 社と TOPIX の株価変化率

CHAPTER 5

右脚ブロックの“魔法”に注意!
～華々しさに潜む傷跡～

本章のテーマ

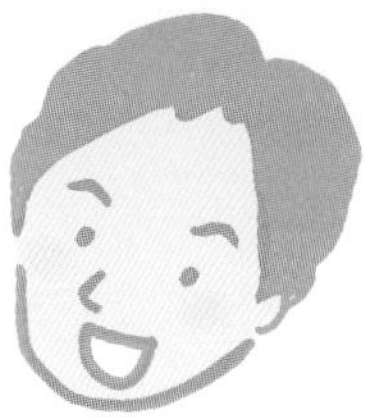

- 高頻度で認められる「右脚ブロック」の診断基準を覚えていますか？
- 「右脚ブロック」に潜む“隠れ Q 波”を漏れなく見抜くことができますか？

　ある日，交通外傷の患者さんが運ばれて来ました．意識レベルも悪く，右足からはひどく出血し，変形もあり骨折していそうです．それだけを見て「整形外科」を案内してオシマイで良いでしょうか？　皆さんなら外表からはわかりにくい頭部や内臓にも異常がないかチェックするでしょう．当たり前のことのようですが，こと心電図の話となると別物．目立つ所見にばかり気を取られ，より重要な部分に注意が及ばないことがしばしばあります．こうした状況を「右脚ブロック」を例に Dr. ヒロと一緒に確認してみましょう！

症例提示

70 歳，女性．高血圧症，脂質異常症，心臓弁膜症（大動脈弁閉鎖不全症）にて内服治療中である．定期外来で記録された心電図を以下に示す 図5-1．

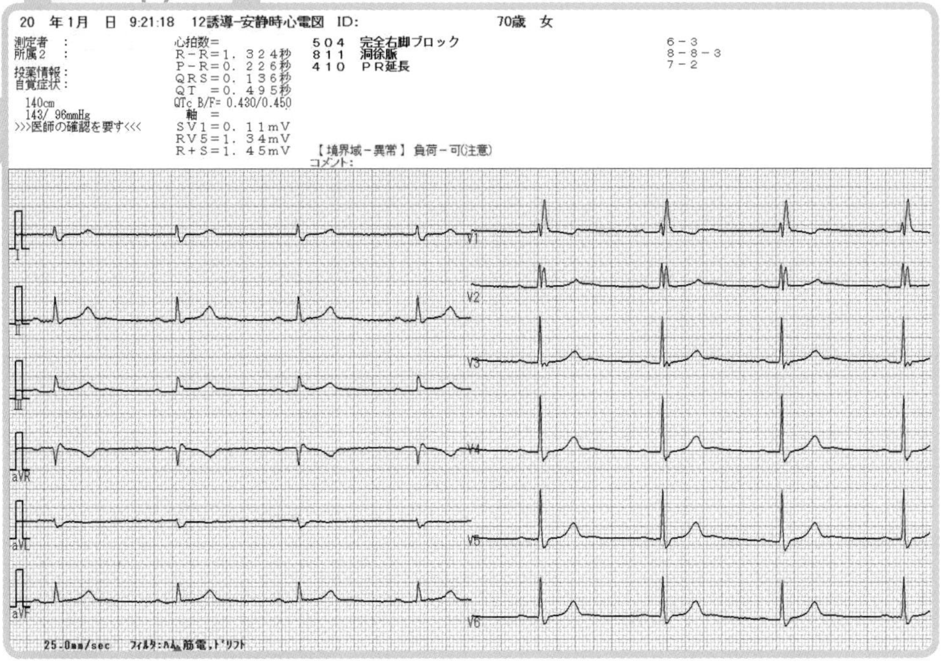

図5-1 心電図（定期外来時）

問題1

心電図 図5-1 の所見として誤っているものを2つ選べ．

1）QRS 電気軸：+120°
2）洞（性）徐脈
3）完全右脚ブロック
4）PR（Q）延長
5）低電位（胸部誘導）

解答1

1），5）

解説 1

1問目はイントロ問題．軽～中等度の大動脈弁閉鎖不全症のある70歳，女性です．いつもの通り，まずは“真っ白な心”で心電図を眺めます．もちろん読みは「系統的判読」でね（☞［Season 1］Ch.1）．

1）×：電気軸はQRS波の「向き」に注目します．お決まりの順番はaV_L：下，Ⅰ：ほぼ“トントン”，$-aV_R$：上，Ⅱ：上，です．Ⅰ（0°）を“トントン・ポイント”（TP）と考えれば，TPに直交し（±90°），aV_Fが上向きですから「+90°」を選択します（☞［Season 1］Ch.9）．あえて消去した自動計測値は「+78°」でした．「+120°」は明らかに違いますね．

2）○：調律の判定は，はじめの“レーサー（R3）・チェック”です．R-R間隔は整，心拍数は“新・検脈法”（☞［Season 2］Ch.11）を使えば，胸部誘導の最後を「+0.5拍」と数えて7.5×6=45/分なので徐脈ですね．P波の向きは“イチニエフの法則”（☞［Season 1］Ch.2）通りで「洞調律」ですから，心拍数からは「洞（性）徐脈」と言えます．

3）○：QRS波の向き・高さ・幅を“スパイク・チェック”しましょう．幅は一番広いところで見ると3～4目盛りあり，幅広（wide）です（自動計測値も「136ms」）．QRS幅が広いときにまず考えるのは「脚ブロック」で，普通は右脚か左脚かを考えます．V_1とV_6誘導による“顔認証”が診断の基本で，「右脚ブロック」は以下のように特徴的な形をしたV_1誘導に反応できるようになりましょう 図5-2．（1）「rsR′型（ないしそのバリーエションン）」や（2）「RR′型（またはrR′型）」の2つが大半を占め，これらはともに“M字”パターンのQRS波形となるのが特徴的です．単相で幅の広い（3）のようなパターン（スラーという）もありますがまれなので，まずは“M字”で覚えておきましょう．ボクは“Migi（ミギ）のM”と関連づけて覚えています．QRS 波の命名法を意識すれば，今回は「rsR′型」となり，“M 字サイン” 陽性で「完全右脚ブロック」です．

4) ○:「PR（Q）間隔」は “バランス・チェック” でしたね．P 波と QRS 波が “つかず離れず” と言えるのは 3〜5 目盛りで，時間にすると 120〜200ms（0.12〜0.2 秒）です．心電図 図5-1 では PR（Q）間隔はほぼ 6 目盛り（240ms）ですので，「1 度房室ブロック」と言えるレベルでしょう．

5) ×:「低電位（差）」は肢誘導と胸部誘導とで診断基準が異なり，多くは肢誘導で見られます．「すべての（胸部）誘導で QRS 波の振幅≦1.0mV（1cm）」が胸部誘導での基準ですが，一番大きな V_4 誘導に着目すれば，R 波高だけでも 1cm（10mm）ありますので，「低電位（差）」には該当しません．ちなみに，肢誘導の方は「5mm（0.5mV）以下」が条件です．

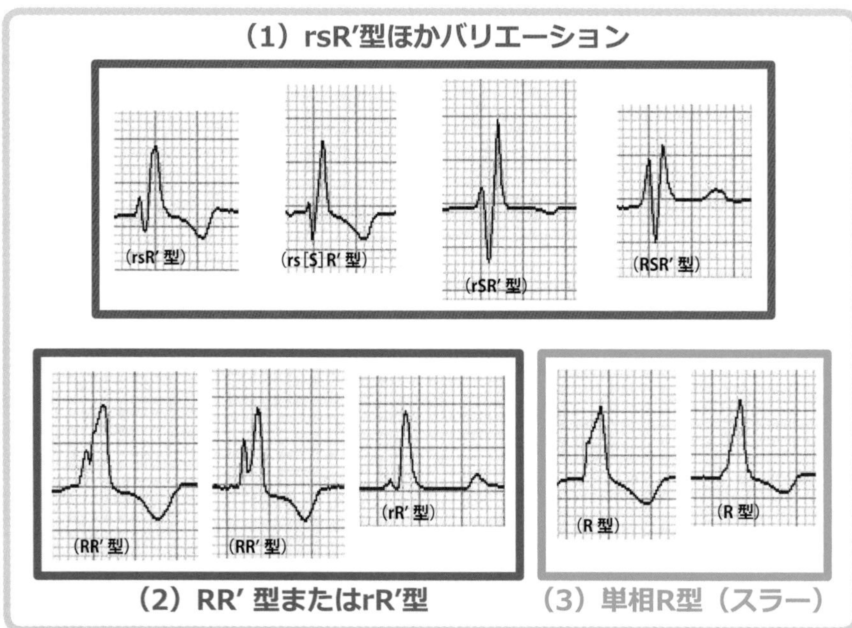

図5-2 右脚ブロックの QRS 波形（V_1 誘導）

心電図診断

・洞（性）徐脈（45/分）
・完全右脚ブロック
・1 度房室ブロック

症例提示

80 歳，男性．転居に伴い来院（初診）．紹介状（診療情報提供書）は持参していない．お薬手帳を確認すると，糖尿病，脂質異常症，高血圧症で内服加療されている様子．心疾患の既往を問診すると，以下の返答であった．
『心臓の病気？　あー，血管が詰まったよ．2～3 回カテーテルも受けたかな．今は胸には何に感じもないよ』
血圧 148/67mmHg，脈拍 90/分・整．
以下に心電図 図 5-3 を示す．

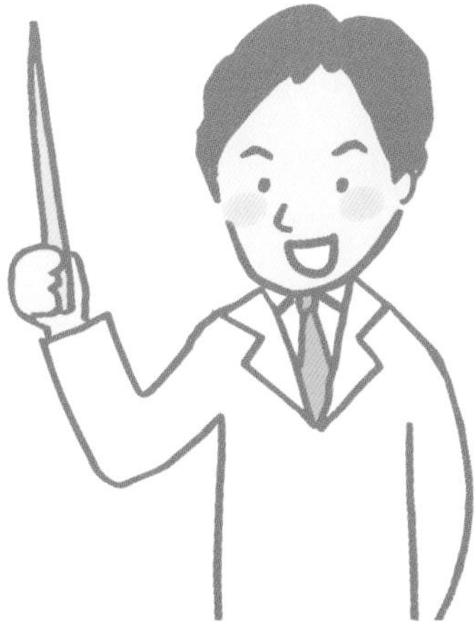

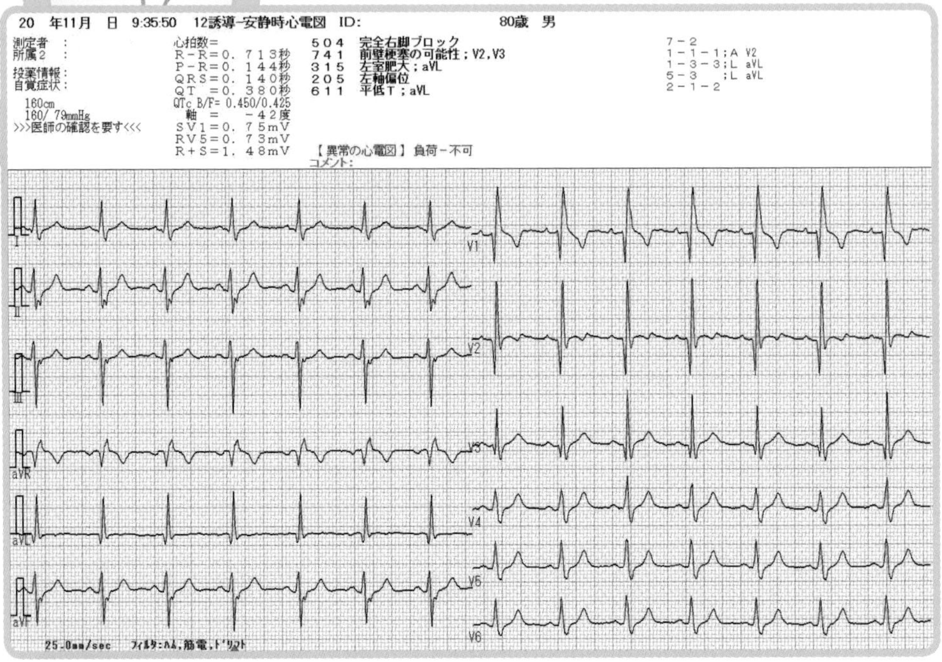

図5-3 心電図（初診外来時）

問題 2

心電図所見として正しいものを選べ.

1）洞（性）頻脈
2）右軸偏位
3）完全右脚ブロック
4）ST 上昇
5）QT 延長

解答 2

3）

解説 2

転医してきた患者さんですが，皆さん，こういう状況ってままありませんか？　紹介状もない状況で，お薬手帳と初診時検査からある程度の推測を余儀なくされる患者さん…そんな状況でとられた心電図の読みが問われています．仮に紹介状があったとしても，心電図の読みは先入観なしに平坦な気持ちで眺めましょう．

1）×：R-R 間隔は整でおおむね太枠（マス）3.5 個分くらいなので，「頻脈」ではないですね．もちろん"新・検脈法"で 84/分と求めて判断しても OK です．
2）×：QRS 波の「向き」は，Ⅰ：上，aV_F：下は明らかですから，「左軸偏位」ゾーンです．"トントン法 NEO"（☞［Season 1］Ch.10）を使えば，正味で$-aV_R$は「+1mm」，Ⅱが「−1mm」ですので，両者の中間（+45°）に"トントン・ポイント"はあります．ⅠないしaV_F誘導の極性から求める電気軸は「−45°」です．Dr. ヒロお得意の"左右違い"の出題です．
3）○：見た目に 1 問目の波形よりも QRS 幅は明らかに広く，V_1誘導も「rSR′型」ですから，「完全右脚ブロック」の診断で間違いありません．ちなみに，イチエルゴロク（Ⅰ，aV_L，V_5，V_6）の「側壁誘導」で最後の S 波が"おデブ"な感じ（「スラー」という）になるのも，右脚ブロックの特徴ですから知っておきましょう．
4）×：これは"目のジグザグ運動"ね（☞［Season 2］Ch.3）．V_1誘導だけ微妙ですが，ギリギリ・セーフと考えて下さい．ST 変化に関しては，むしろニサンエフ（Ⅱ，Ⅲ，aV_F）にわずかですが「ST 低下」があるように見えます．
5）×：QT 間隔も PR（Q）間隔と同様に"バランス・チェック"です．心拍数が正常範囲（50～100/分）なら，R-R 間隔の半分までは"セーフ"と考える（目視法）か，自動計測の「QTc 間隔」*1 の"カンニング法"も実践的です．幅の広い QRS 波では長く見えがちですが，今回は「QT 延長」はありません.

問題 3

自動診断は「前壁梗塞の可能性」となっている．どの所見によるものか．また，早急な対処が必要か？

解答 3

V_2，V_3 誘導の異常 Q 波，早急な対応はおそらく不要（陳旧性心筋梗塞）

解説 3

ボクが解説したかった本題は，コレです．人によって多少の差はあるかもしれませんが，この心電図 図 5-3 で一番目立つ所見は「完全右脚ブロック」．次に「左軸偏位」かなぁ…？　でも，それだけで終了したら，「系統的判読」の観点からは“半人前”．前問で扱った ST 変化以外にもう一つ，大事な所見があります．それは Ch.4 で扱った「異常 Q 波」です．これは右前胸部誘導（V_1〜V_3）に注目して下さい！

*[1]「QT（c）時間」には性差があり，男性：450ms，女性：460ms を上限と考えると良い.

右脚ブロックの“魔法”に注意せよ

科学的ではありませんが，「脚ブロック」には“魔力”があります．心電図を読む者に“魔法”をかけて混乱させるのです．それ自体を見つけた満足感からほかの所見を見落としてしまったり，逆にそれ以上読まなくていい所見*[2]で騒いでしまったり….

右前胸部誘導のST-T変化は「二次性変化」と呼ばれ，脚ブロックに“流されて”生じる所見と考えましょう．そのため右脚ブロックの場合，V_1〜V_3誘導のST部分が“マスク”されて判定不能になりがちですが，その他の多くは「普段通り」読めるのです．幅広なQRS波に心乱されないようにしてくださいね．

右脚ブロックの“魔力”に注意！

V_1〜V_3誘導のST低下，陰性T波「以外」は普通に読んでOK

ポイントは“クルッと”の“ク”で，「異常Q波」を指摘するプロセス．V_1誘導には1 mmにも満たないですが，きちんと陽性波（r波）から始まっています*[3]．でも，V_2とV_3誘導にはそれがなく，陰性波から始まっていますね．つまり**Q波**，しかもダメなやつです．V_1〜V_3誘導では，「存在する」，すなわち「異常」でしたから，V_2，V_3誘導には「異常Q波」があり，隣り合う2つにこれがあったら…まず疑うべきは**心筋梗塞**による壊死巣の存在でしたよね（☞ Ch.4）．V_2〜V_4誘導は前胸壁のド真ん前にある誘導ですから，梗塞部位はズバリ**左室前壁***[4]です．

*[2] 「左脚ブロック」にも，「異常Q波」や「ST上昇」，「陰性T波」…それ自体に病的意義を求めてはいけない所見がある．

*[3] 1mmに満たないr波は「ない」と考え，「異常Q波」とする考え方も一部にあり（☞ Ch.6）．

*[4] V_1誘導にもQ波ありと考えたら「前壁中隔」（前方の心室中隔＋前壁の意）となる．

「そう言われるとたしかにそうだなぁ～」

そうなんです！ こんなに幅広く（1mm 以上），しかも深い（V_2: 9mm，V_3: 3mm）のに“見逃す”んです．あたかも幅広（wide）な QRS 波にすべてを包み込まれるかのように…これが**右脚ブロックの“魔法”**ですから，とくに注意して臨むようにしましょう．その意味では，必ず最後に「自動診断」を確認するクセをつけると良いでしょう．“カンニング”を積極的に薦める先生って，Dr. ヒロくらいかも（笑）．今回なら「前壁梗塞の可能性：V_2・V_3」という“ヒント”から，「異常 Q 波はあったっけ…」と思えたら見逃しは水際で防げるかもしれません．

急性か陳旧性か？

心筋梗塞は時期により，おおむね発症 1 週間以内が「急性期」，1 カ月以上経ったら「陳旧性期」と呼ばれます*5.

さて，心電図で心筋梗塞の所見を見たとき，「部位」の次に問題にするのは「時期」，つまり“いつ”起きたかということです．皆さんも医学生時代から必死に覚えたのではないでしょうか？ T 波増高，ST 上昇，異常 Q 波，ST 回復，陰性 T 波…．それぞれが○時間，ないし○日とかね．でも，実際には各所見の有無で「発症後○○時間（日）」と推定できるほど単純ではありません*6.

今回の症例のように「症状（胸痛）がない」，「ST 上昇がない」のに“現在進行形”，つまり「急性」の心筋虚血イベントを疑うのは基本ナンセンスです．今回は普通の外来ですからね．ほかにすることは…？ もちろん，患者さんへの問診や，**過去の心電図**との比較が大事

*5 1 週間と 1 カ月の間は「亜急性期」と呼ぶ．10 日～2，3 週間くらいのイメージで良い．
*6 来院・診断・治療（PCI ほか）のタイミングでだいぶ異なる．

になってきますよね？

今回の方は，病歴や心エコー所見（前壁の菲薄化），そして後日届いた前医からの紹介状にあった既往歴に加えて数年前の心電図でも，同様な所見を確認できたので「陳旧性」と判断しました．当然，至急の対応などは不要ですよね．

以上，"右足のキズ"（右脚ブロック）に潜む古い心筋梗塞の"爪痕"（異常 Q 波）を探す練習をしました．皆さんは，次に同じような場面に遭遇したとき，もうビシッと見抜けるはずです！

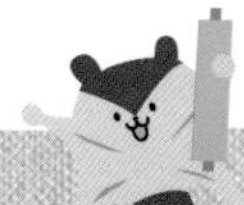

Take-home Message

- **「脚ブロック」には"魔法"がある～見落としや深読みに注意！**
- **右脚ブロック波形に紛れた異常 Q 波（とくに V_1～V_3 誘導）を見逃すな！**

CHAPTER 6

「異常 Q 波」アップデート ～最近の考え方を知る～

本章のテーマ

- 心筋壊死を示す「異常 Q 波」の診断基準を，最新版にアップデートできていますか？
- 「異常 Q 波」に関して「ある」（存在）だけでダメな誘導と「幅・深さ」が問題となる誘導がどこだか言えますか？

皆さん，「異常 Q 波」の診断法はキッチリと言えますか？　右前胸部誘導（V_1～V_3）は「存在」で診断できましたが，そのほかの誘導ではどうでしょうか？　ちまたの教科書などではさまざまな診断基準が述べられ，やや混沌としている印象です．「心筋梗塞」の反映という観点から，波形の特徴はもちろん，誘導同士の組み合わせや個数まで，Dr. ヒロが最新の考え方を解説します．さぁ，知識をアップデートしましょう！

問題

陳旧性心筋梗塞を反映する「異常 Q 波」に関する診断条件のうち正しいものを2つ選べ.

1）深さ：2mm 以上　　2）深さ：同一誘導の R 波高の 1/3 以上
3）隣接する誘導グループのうち，3 つ以上で認める
4）QS 型　　5）幅：0.03 秒以上

JCOPY 498-13706

解答

4)，5)

解説

心筋梗塞の診断に役立つ「異常 Q 波」の定義に関する問題です．今回は症例問題がありませんが，次回に扱おうと思います．選択肢として挙げたものは，いずれも教科書などで取り上げられるものを題材としています．2000 年代に入ってから，「Q 波」を用いた心筋梗塞の診断法はいくつか改良がなされました．少し前までの "当たり前" が，今は "そうじゃない" ってこともあるんです．今後も微修正される可能性はありますが，目下，最新の診断基準を皆さんと共有したいと思います．

「異常 Q 波」な人ってどれくらいいる？

労働衛生協会のデータ[2]によると，2017 年に健康診断で心電図検査を受けた 13 万 6,000 人のうち，「有所見」(要経過観察・受診・精査）とされたのは 8.5%で，そのうち**異常 Q 波**は 5.4%（男性 6.3%，女性 3.5%）に認められました．つまり，「心電図異常」を理由に二次健康診断として医療機関を紹介される人の実に 20 人に 1 人の確率で「異常 Q 波」の所見が認められるわけです．

残念ながら，受診しない方もいますから，受け手側のわれわれが抱くイメージとの間にズレがある可能性はありますが，「異常 Q 波」は割とコモンな所見だってことです．健康診断でこんな状況なのですから，心血管疾患の患者さんが集まる病院では「異常 Q 波」の出現頻度がもっと高いことが予測されます．

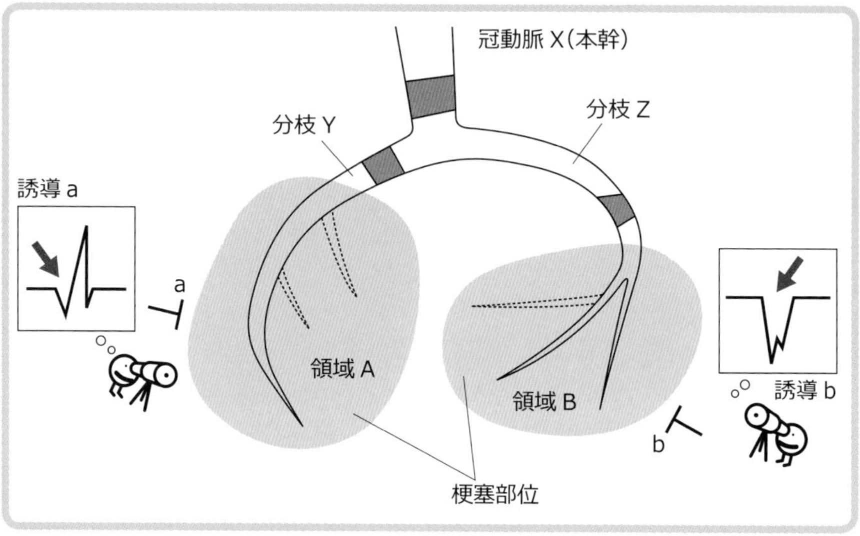

図6-1 異常 Q 波と心筋梗塞の関係

冠動脈の分枝 Y が閉塞した結果，灌流域である領域 A が梗塞に陥り誘導 a で異常 Q 波が記録される．分枝 Z に関しても，領域 B が心筋梗塞になると誘導 b で異常 Q 波となる．本幹 X 閉塞時には領域 A，B とも梗塞巣となる．

（杉山裕章．心電図のみかた・考え方［応用編］．中外医学社；2014. p.93 を改変）

時代とともに変わる異常 Q 波の定義

ところで，「異常 Q 波」を指摘する意味は何だったでしょうか？これは死んで機能しなくなった心筋を反映するもので，その “代表選手” は**心筋梗塞**です．冠動脈閉塞によって心筋梗塞が起こり「異常 Q 波」が記録された様子のイメージを，**図6-1** からつかんでみましょう．

心筋梗塞のすべての患者さんが「強い胸痛」を発症し，カテーテル治療を受けて，自身の病名をずっと忘れずに把握しているとしたら…心電図で Q 波を探すよりもご本人に問診すればすむはずです．しかし，患者さんの多くはメディカル・プロフェッショナルではありませんし，記憶があいまいなケースも多々あります．それよりもっと重要なのは，自分の知らないうちに心筋梗塞を起こしている人もいるということです．本当にまったく症状がなかったり，心筋梗塞だと思わずにガマンしてしまったり…後者は別にして，「無症候性」（silent）心筋梗塞が全体の 1/3 を占めるなんていうショッキングな論文[3, 4]もあります．

こうした“いつの間にか心筋梗塞”を見抜く術として心電図検査があり，とくに「異常 Q 波」が中心的な役割を果たすと言えます．

このへんで少し昔話．心電図が苦手でキライだった“ダメ医学生”の時代（☞［Season 2］Ch.12），当時のボクが習った「異常 Q 波」の定義は，A）R 波高≦1mm（0.1mV）なら「Q 波」とみなして良い，B）幅≧0.04 秒（40 ミリ秒［ms］），C）深さ≧同一誘導での R 波高の 25%（1/4），などでした．

A）は「1mm なかったら，陽性波が“ない”のと同じ」ってこと．ごくごく小さい R 波がわずかにあり「Q 波」かな？と悩む場合には，今でも時折参考にしている基準です．B）は心電図波形の方眼紙では，横 1mm が 0.04 秒（40 ミリ秒［ms］）に相当するので，これも“1mm つながり”です．最後の C）については，問題の選択肢 2）のように「1/3」と記載している本もありました．『1/3 とか 1/4 って言うけど，いちいち R 波が何ミリ，Q 波が何ミリとかって測るのが面倒だなぁ…』と思った記憶があります．一つずつ R 波高と比べるのも確かに大変ですし，早期に冠動脈インターベンション（PCI）がなされて R 波の減高が軽度にとどまる場合，相当な深さの Q 波でないと“異常”とはならず，現実をうまく説明できません．そんな“現場の声”が届いたのか，2000 年に心筋梗塞の定義が見直されました．

その後，約 20 年間に何度か改訂がなされ，現在の異常 Q 波の定義は次のものです．一昔前の定義がまったくダメというわけではありませんが，目下“最新版”というものを以下にお示しします．

過去の心筋梗塞を示唆する心電図所見[5]（左室肥大，左脚ブロック除く）

- V_2～V_3 誘導: 幅>0.02 秒の Q 波あるいは QS 型
- それ以外の誘導: 幅≧0.03 秒 かつ 深さ≧1mm の Q 波あるいは QS 型（Ⅰ，Ⅱ，aV_L，aV_F，V_4～V_6 誘導*1）が隣接する誘導グループ*2 のうち 2 つ以上で認められる.
- V_1～V_2 誘導: R 波幅>0.04 秒 かつ そろって R/S>1 で陽性 T 波

*1 V_2，V_3 誘導は別に定義されており，その心は「Ⅲ，aV_R，V_1 誘導を除く」ということ（正常でも「異常 Q 波」様の波形が出る 3 つの誘導）.
*2 (1) Ⅰ，aV_L，(2) V_1～V_6，(3) Ⅱ，Ⅲ，aV_F の 3 つ.

「V_1～V_3」と「それ以外」で考えよ

一見して気づくのは「V_2，V_3 誘導」と「それ以外」で分けている点でしょう．前回までは「V_1～V_3 誘導」で扱ったのに？　個人的には，この定義のように V_1 誘導だけを“のけ者”にするような定義は好みません．現在の定義で V_1 誘導が除かれているのは，V_1 誘導では健常者でも「Q 波」が出ることがあるためで，単独ではもちろん，人によっては「V_1，V_2 誘導に Q 波あり」でも，心エコーなどでは疑わしい左室前壁を含めて何にも異常がない方もいます．

ただ，同じパターンでホンモノの心筋梗塞の既往がある人もいます．なので，たとえ V_1 誘導単独でも QRS 波が陰性波から始まっていたら「Q 波」と指摘してほしいですし，その「異常」基準は V_2，V_3 誘導と同じで結構です．“例外・特殊”，“～だけ”という言葉は，漏れのない判読を推奨する Dr. ヒロ流の教えに反します．ちなみに「0.02 秒」の条件はあまり気にしないで OK ですよ．横幅で言ったら 0.5mm ですし，それ以下なら正常と言えるわけでもなく（「q 波」としての指摘はすべき），ひとまず V_1 誘導も含めて“存在＝異常”のスタンスは崩さないほうが良いでしょう．ですから，本質的な理解と

JCOPY 498-13706

しては V_1～V_3 誘導と**それ以外**で良いと思います.

そして，定義では**QS型**が「あるいは」で並列されています．これは陽性（r/R）波がまったくないため，「Q波」とも「S波」とも決めがたいという意味で，実質的には「(異常な）Q波」と同義として扱って良いことはすでに述べました（☞［Season 2］Ch.1).

次に，深さの「1/4（ないし1/3）以上」が「1mm」になったのはいいとして，幅はどうでしょう？「0.03秒（30 ms)」って，横1mmが0.04秒（40ms）なのに…って思いませんか？ 個人的には，人目を引くくらい“幅広”なら，ほぼ1mmでアウトと考え，厳密に1mm以上じゃなくていいよっていう解釈です．このように「V_1～V_3 誘導“以外”」では深さも幅も「1mm」がキーワードですから，これをDr.ヒロは **“1mm基準”** ないし **“1ミリの法則”** と呼んでいます．ほかにも冒頭で紹介した一昔前の基準も含めて，「異常Q波」の世界では「1mm」が頻発するのです.

では，もう一つの「隣接する」(conti**g**uous）ってどういうことでしょう？ 一見“n”と“g”を打ち間違えたように見えますが，“g”でOKです．意味的には“conti**n**uous”と似ていますがね（笑)．この「contiguous」という単語って，あまり英語が得意でないボクにはここ以外ではあまり使われない気がしますが，皆さんはどう思います？

胸部誘導の場合，電極を貼る位置が“隣同士”あるいは“お隣さん”ということで，たとえば「V_2，V_3，V_4」とか「V_5，V_6」とかのこと．いずれにせよ**2つ以上**が大事．Dr.ヒロ流では **“お隣ルール”** という名称で解説しています．胸部誘導は，電極位置がそのまま左室壁の「どこ」に対応していましたし（☞［Season 2］Ch.1)，心筋梗塞は同じ血管で灌流される一定のゾーンがやられるわけで，「単独」とか「飛び飛び」のような誘導にはならないんです．これはわかりやすいですね.

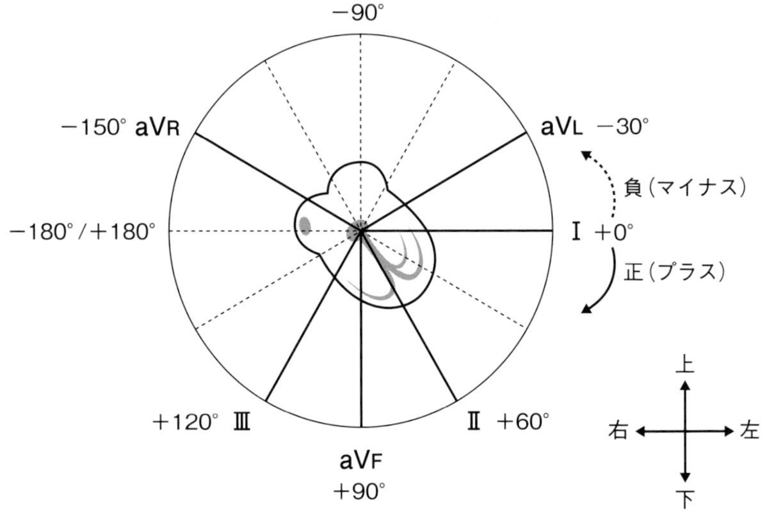

図6-2 肢誘導の世界（前額断［冠状断］）
（杉山 裕章．心電図のみかた，考えかた［基礎編］．東京：中外医学社；2013. p.171 を改変）

肢誘導での「隣」に注意すべし

一方の肢誘導では，“お隣ルール”の理解に注意が必要です．標準様式の心電図では，用紙の左半分の上からⅠ，Ⅱ，Ⅲ，aV_R，aV_L，aV_Fと並んでいますが，見た目通りの“ⅠはⅡの隣”や“aV_RとaV_Lは隣同士”というのは**間違い**です．ややこしいことに，肢誘導では波形の並び順ではなく，「空間的・位置的な隣」というイミなんです．

『へ…？　この人，何言ってんの？　どういうこと？』

と，思われる方がいるかもしれませんが，大丈夫．全然難しいことではないんです．ボクはすでに何度もレクチャーで扱っています．肢誘導の空間的な位置を示すものと言えば…そう，“肢誘導界”の円座標の世界です 図6-2．図を見ていただくと，「aV_L・Ⅰ」，そして

「Ⅲ・aV_F・Ⅱ」という組み合わせが“隣接誘導”*3 だとわかってもらえると思います.

“お隣ルール”での隣接誘導群の考え方

- 胸部誘導は電極の貼り位置そのまま.
- 肢誘導は“円座標”の世界での話であることに注意！

そして最後. 気をつけていないと見過ごしてしまいそうですが,「異常Q波」の定義のはずが, 3つ目にV_1, V_2誘導の「R波」が述べられています. なぜ「R波」が心筋梗塞なのか, 聞いたことがあるでしょうか？　こちらは“裏”ないし“鏡”の世界と言える, 左室後壁という前壁の真反対の話です.「Q波」の話題から少しズレるので, 今回は扱うのをやめます（軽く目をやる程度ですませてください).

以上が最近の「異常Q波」の考え方のトレンドです. 細かい数値を暗記するな, とは言いませんが, それよりも考え方をしっかり理解しておきましょう. 次回は, 具体的な症例でこれらの知識を用いてみようと思いますので, ご期待あれ！

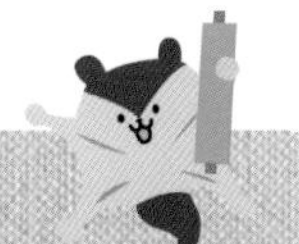

Take-home Message

- **「異常Q波」の診断基準をアップデートしよう.**
- **V_1～V_3誘導では「存在」ないし「QS型」, それ以外の誘導では“1 mm”がキーワード（幅・深さ).**
- **単独ではなく, “お隣ルール”で「2つ以上」が真の「異常Q波」.**

*3 Dr. ヒロ流では“仲良し誘導”という言い方をすることもある.

文献

1）杉山裕章．心電図のみかた・考え方［応用編］．中外医学社；2014. p.80-124.
2）日本健診財団．https://nihonkenshin.jp/pdf/nenpo2017_6.pdf
3）Kannel WB, et al. N Engl J Med. 1984; 311: 1144-7.
4）De Torbal A, et al. Eur Heart J. 2006; 27: 729-36.
5）Thygesen K, et al. Circulation. 2018; 138: 618-51.

CHAPTER 7

“Q 波探し” の実践訓練 ～めざせ “名探偵” ～

本章のテーマ

- 「異常 Q 波」がどのように分布するかで心筋梗塞の部位がココとわかるって知っていますか？
- 診断基準ギリギリの Q 波を見たとき，他の心電図所見と併せて総合的に判断できますか？

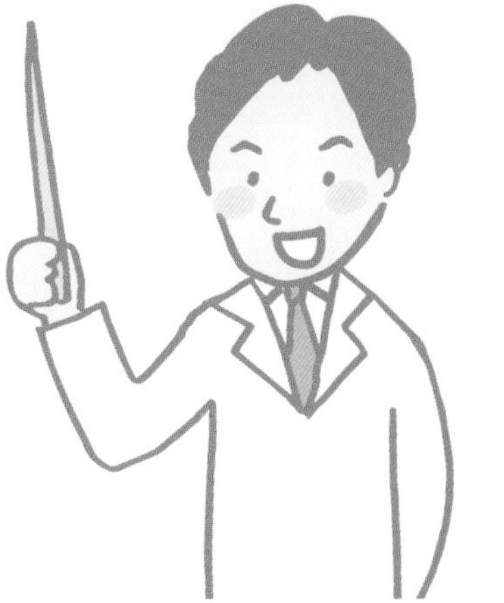

壊死して機能しなくなった心筋の存在を示唆する心電図波形と言えば「異常 Q 波」であり，前回は 12 誘導を「V_1～V_3」と「それ以外」に分けて診断する手法を学びました．今回は Dr. ヒロが用意した 2 症例を用いて，その知識が定着しているかを確認してみましょう．早速，チャレンジ！

症例提示

74 歳，男性．糖尿病と高血圧症に対し内服加療中である．心筋梗塞の既往があり，何度かカテーテル治療（PCI）を受けている．以下に外来での心電図を示す 図 7-1 ．

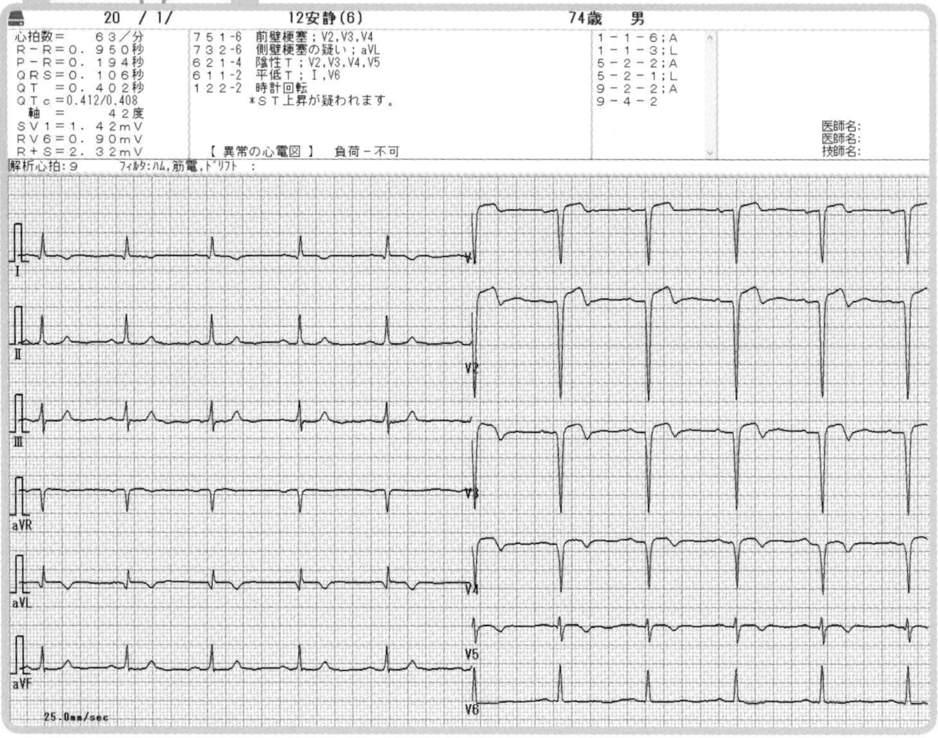

図 7-1 心電図（定期外来時）

問題 1

心電図 図 7-1 で「異常 Q 波」を指摘せよ．
また，心筋梗塞はどこの部位で発生したか？

JCOPY 498-13706

解答 1

異常Q波：Ⅰ，aV_L，(V_1) V_2〜V_4 誘導
梗塞部位：(左室) 前壁，前壁中隔，高位側壁

解説 1

心電図 図7-1 を見ると，前壁誘導 (V_1〜V_4) の「ST上昇」と「QS型」(QS pattern/complex) が目を引くでしょう．それだけに目を奪われたら"半人前"ですよ．Dr.ヒロ流の語呂合わせ (☞ [Season 1] Ch.1) では，"クルッと"の"ク"が「異常Q波」を抽出するプロセスです．Ch.6では「V_1〜V_3」と「それ以外」の誘導に分けて読むことをお伝えしましたよね．「それ以外」では，肢誘導を上からⅠ→Ⅱ→Ⅲ，そして，aV_R は除外して aV_L，aV_F，そして右方に目を移して胸部誘導の下半分 (V_4 → V_5 → V_6) を読んで，初めてコンプリートです．"漏れ"があってはいけません．
『目の"ジグザグ運動"とほとんど同じだから，ST変化と同時にチェックしたら一気にできるなぁ』
そう思う方，ブラボーです．"慣れ"もさることながら，Dr.ヒロの世界観にだいぶ染まった証拠です (笑)．

「異常Q波」を拾い出そう！ 周囲を見渡すのが吉

さぁ皆さん，今回のメインテーマはズバリ「**異常Q波を探せ**」．"名探偵"になった気分で「Q波」を探し出し，病変（心筋梗塞）の場所を推測するという練習です．これは実臨床においても非常に役立つテクニックだと思います．前回（Ch.6）で紹介した「異常Q波」の"最新定義"を覚えていますか？　12誘導を「V_1〜V_3」と「それ以外」の誘導に分けて考えるのでした．さらに，前者では「存在」，

後者では「幅・深さ」の **“1mm 基準”**（または **“1 ミリの法則”**），そして隣接誘導の連続性を意識した **“お隣ルール”** がキーでしたね．早速，問題の心電図 **図 7-1** を眺めてみましょう．

まず「V_1～V_3」から．V_2，V_3 誘導はちゅうちょなく完全に「QS 型」ですが，V_1 誘導はちょびっと「r 波」があるように見えます．でも，“一昔前” の「1mm なかったら r 波が “ない” のと同じ」の考え方を拝借し，“見なし Q 波（QS 型）” として悪くないレベルでしょう．つまり，V_1～V_3 誘導すべてに「異常 Q 波」があるということ．次に「それ以外」の誘導はどうでしょう？　肢誘導では，Ⅰ，aV_L 誘導が陰性波から始まっているので「q 波」です．そして，胸部誘導では V_1～V_3 誘導に連続する形で V_4 誘導に「QS 型」がありますね．aV_L は “1mm 基準” を満たし，V_4 もかなり幅広な「QS 型」ですから，どちらも文句なく「異常 Q 波」と考えられます．

ではⅠ誘導のほうはどうでしょう？　こちらは「幅 1mm・深さ 1mm」と，ともに微妙だなぁと思いませんか？　こういう場合には鉄則があります．

「異常 Q 波」か悩んだら

視点をずらして同じ誘導の「ST-T 変化」の有無を見よ．

ボクの流儀では「“周囲” を見渡せ」―これが鉄則です．言うなれば **“周囲確認法”** でしょうか．工事現場ではないですが，常に周りの様子に気を配ることが大事なので，単視眼的に Q 波を眺めていても正解は見えてこないのです．心筋梗塞の “爪痕” 的な所見として，「異常 Q 波」以外に **ST-T 変化**が知られています．ST 変化は「ST 上昇」，T 波は「陰性 T 波」が主なものです．通常は同一の誘導で見られますから，パッと見で悩ましい Q 波でも「ST-T 変化」を伴っていたら「異常 Q 波」なほうに bet するわけです．

JCOPY 498-13706

心電図 図7-1 の aV_L 同様，Ⅰ誘導にも「陰性T波」がありますね？ そして，この2つはイチエル（Ⅰ・aV_L）を構成し，肢誘導界では “お隣” の関係です．Ⅰ誘導は幅も深さも微妙な q 波ですが，陰性T波を伴い，かつ隣接する aV_L 誘導での Q 波の存在を総合的に考慮すると，“合わせ技”1本で「異常 Q 波」と判定できるのです！ ちなみに，先ほど若干悩んだ V_1 誘導についても ST-T 部分が V_2〜V_4 誘導に類似しており（ST 上昇，2相性［陽性-陰性］T 波），その意味でも異常 Q 波「あり」とボクは考えます．この単一の波形要素だけで考えず，そのほかの部分も合わせて考えることは，Q 波に限らず心電図を読むうえでとても大事だと思っています．

Q 波の分布パターンから梗塞部位がわかる！

以上のことから心電図 図7-1 では，Ⅰ，aV_L，そして V_1〜V_4 誘導に「異常 Q 波」があると判明しました．次にすべきは「どこの心筋梗塞か？」…つまり**梗塞部位**を考えることです．心電図のスゴイところは，「異常 Q 波」の分布から，心筋梗塞を起こした部位が推定できるところです．次の 表7-1 は拙著からの引用です．

表7-1 異常 Q 波の分布と梗塞部位の関係

	Ⅰ	Ⅱ	Ⅲ	aV_R	aV_L	aV_F	V_1	V_2	V_3	V_4	V_5	V_6
前壁中隔							○	○	○	○		
前壁								○	○	○		
下壁		○	○			○						
側壁	○				○						○	○
高位側壁	○				○							
純後壁*							●	●				
広範囲前壁	○				○		○	○	○	○	○	○
下側壁		○	○			○					○	○
下後壁		○	○			○	●	●				
後側壁	○				○		●	●			○	○

○：異常 Q 波，●：高い R 波．＊：高位後壁とも呼ばれる
あくまでも原則のため，実際には 1〜2 つ増えたり，欠けたりすることもあり得ることに注意．
（杉山裕章．心電図のみかた・考え方［応用編］．中外医学社；2014. p.115 より改変）

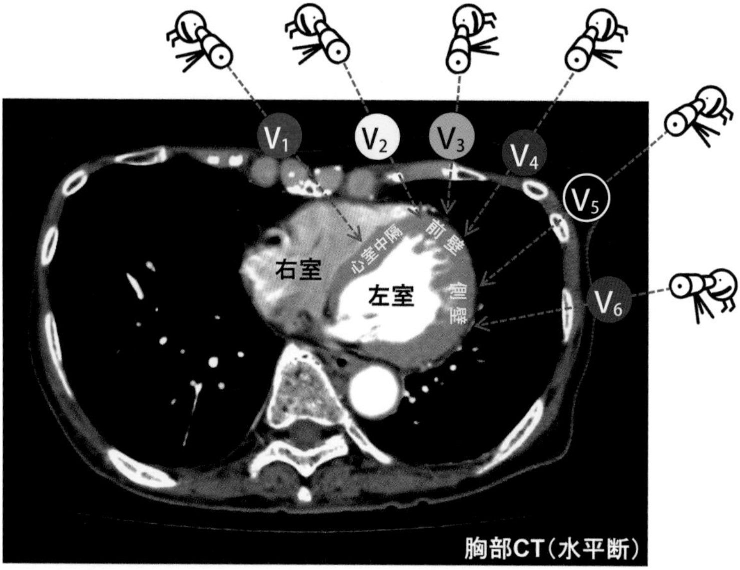

- 胸部誘導はCT画像における電極を貼る位置を思い浮かべる．
- "各記録電極から一番近い部位を主に眺めている" と考えれば，直感的に理解しやすい．
- 心室で言えば，V_1：心室中隔（および右室），V_2～V_4：左室前壁，V_5・V_6：左室側壁が担当誘導となる．

図7-2 胸部誘導と両心室の位置関係（図4-5を再掲）
（杉山裕章．心電図のはじめかた．中外医学社；2017. p.64を改変）

ここでは，心臓を水平面で切ったCT画像を "宇宙人" が眺めている様子で解説した図を復習しましょう 図7-2 ．まず，V_1～V_4誘導には「前壁誘導」という別称がありましたね．細かく言うと，V_1誘導は**前壁中隔***[1]，V_2～V_4誘導が真の**前壁**なので，この領域の心筋梗塞が疑われます．

*[1] ここでは「前壁＋心室中隔」ではなく，「"前のほう" の心室中隔」という意味．

では，Ⅰ，aV_L 誘導のほうはどうでしょう？　これは，イチエルの組み合わせでエルを含むので，心臓の「左」，すなわち側壁と考えて下さい．表を見ると，「高位側壁」（high lateral）となっていて，“上のほう”の側壁という意味です．ですから，今回の異常Q波の分布様式からは「（前側の）心室中隔」「前壁」，そして「高位側壁」が梗塞領域だと推定されます．

ここまででお腹いっぱいかもしれませんが，最後の最後．われわれ循環器のプロは，ここからもう一歩先の「冠動脈のどこが詰まったのか？」（梗塞責任血管）を同時に考えます．「前壁中隔・前壁・高位側壁」のパターンでは，冠動脈閉塞部位は左冠動脈前下行枝の近位部でほぼ決まりです．循環器医お得意の“番地”で言うと“6番”（LAD#6）ね．非専門医でこんなことが言えるならば，それはもはや“セミプロ”の証拠だと思います．

心電図診断

- 洞調律（63/分）
- ST上昇（V_1～V_4）
- 時計回転
- 異常Q波（Ⅰ，aV_L，[V_1] V_2～V_4）
- 陰性T波（Ⅰ，aV_L，V_2～V_5）

では，この調子でもう一問やってレクチャーを終わりましょう．

症例提示

54歳，男性．心筋梗塞の既往あり．虚血性心筋症による慢性心不全でフォロー中．冠動脈造影（CAG）のため入院時検査として行った心電図を示す 図7-3．

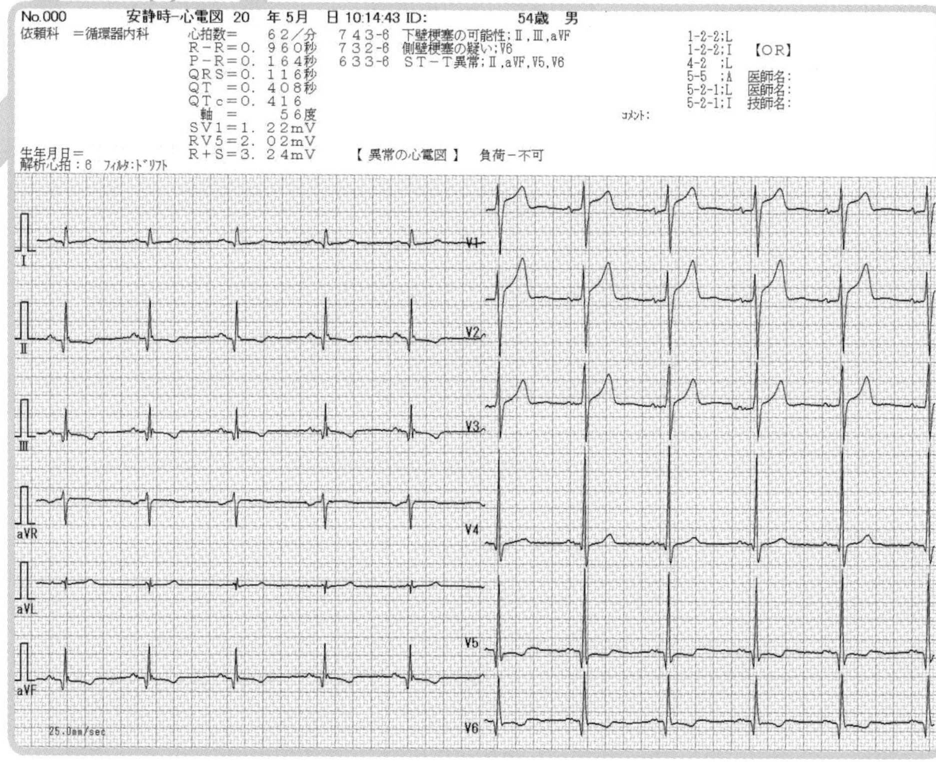

図 7-3 心電図（検査入院時）

問題 2

心電図 図 7-3 で「異常 Q 波」を指摘せよ．また，心筋梗塞はどこの部位で発生したか？

JCOPY 498-13706

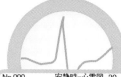

解答 2

異常Q波：Ⅱ，Ⅲ，aV_F，V_5，V_6 誘導
梗塞部位：(左室) 下壁，側壁

解説 2

これも問題1とまったく同じ考え方で臨みましょう．V_1～V_3 誘導は陽性波から始まっていて「Q波」はないですが，「それ以外」の誘導にはたくさんのQ（q）波が…どれが「異常」で，どれが「セーフ」なのでしょう？　ここでも幅・深さの"1mm基準"と"周囲確認法"，そして"お隣ルール"をフル活用すれば正解は見えてくると思います．

知識の総ざらいをしましょう―Q波の仕分け

この問題で「異常Q波」の知識の総ざらいをして，今回は終わりましょう．心電図 図7-3 では「V_1～V_3」にはQ波はなく，「それ以外」では，Ⅰ，Ⅱ，Ⅲ，aV_F，V_4～V_6 誘導と，実に7つの誘導でQ（q）波が認められます．こういうとき，まずは隣接誘導ごとに仕分けることから始めましょう．「異常Q波」は常にグループで考えていくことが大事です．すると…まずはニサンエフ（Ⅱ，Ⅲ，aV_F）そしてブイゴロク（V_5，V_6）に気づくでしょう．残るⅠと V_4 誘導は"宙ぶらりん"状態となっています．

このうち，V_4 誘導は"玉虫色"なので注意して下さい．というのも「V_1～V_4」と「前壁誘導」のメンバーになったり，症例によっては「V_4～V_6」で「側壁誘導」の一部を形成したりするのです．いるでしょ，こういう人って皆さん周りにも（笑）．でも，こういうときに役立つのが **"周囲確認法"** です．「ST-T変化」はどうでしょうか？

V_5，V_6 誘導には「ST 低下」と「陰性 T 波」があるのに，V_4 にはありません．

『ブイゴロクに比べて Q 波の幅も深さも軽めだなぁ…これは“除外”して良いと考えよう』

そう思えたアナタはボクと気が合います．

では I 誘導のほうはどうでしょう？　すぐ“お隣”のエル（aV_L）には Q 波がないですが，より広い視点でイチエルゴロク（I，aV_L，V_5，V_6）の側壁誘導なら 4 つ中 3 つだから「隣接 2 つ以上」という基準にも該当するかもしれません．でも，やはり決め手は「ST-T 変化」です．ST 部分は基線上で「陰性 T 波」もありません．ですから，これは「なし」でいいと思います．I と V_4 誘導はともに正常でも現れる“正常 Q 波”（正確には「中隔性 q 波」という）と解釈することにしましょう．単純に「Q 波」だけを見ているとわかりませんが，このように考えると，最終的にはⅡ，Ⅲ，aV_F，V_5，V_6 誘導が**異常 Q 波**で，**表 7-1** を参考にすると梗塞巣は左室の**下壁**と**側壁**となるでしょうか．

ところで，イチエル（I，aV_L）は「高位側壁」でしたが，ブイゴロク（V_5，V_6）については“低位”側壁とは言わず，単に「側壁」で OK です．個人的には言ってもいい気がしますが…「側壁」の正式な呼称は“前”や“下”という枕詞が付くため，かなりわかりづらいと思っています〔主に心エコーや核医学（RI）の世界での呼び方で，心電図診断ではあまりこの言い方は好まれません〕．

なお，閉塞血管についてはマニアックなので簡単に触れるにとどめますが，「下壁＋側壁」パターンの場合，詰まった血管が右冠動脈か左冠動脈回旋枝かを正しく予想するのはなかなか難しいとされます．この方は立派な右冠動脈近位部閉塞による陳旧性心筋梗塞でした．冠動脈の解剖・走行を熟知した人であれば，右冠動脈が高位側壁領域を灌流することはかなりまれと思われますから，その意味でもⅠ誘導のq波は異常ではないと言えます．循環器専門医は，このように臨床的にさまざまな洞察を加えて一枚の心電図を眺めています．いや，もちろん慣れたら別にたいしたことじゃないんですけどね（笑）．

最後はちょっとだけ難解な話もしましたが，“Q波探偵”の推察の基本がわかってもられば十分です．

心電図診断

・洞調律（63/分）
・異常Q波・陰性T波（Ⅱ，Ⅲ，aV_F，V_5，V_6）
・ST上昇（V_1〜V_3）：非特異的変化

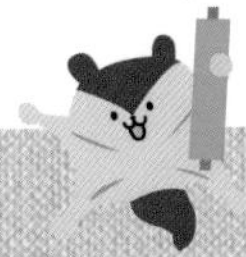

Take-home Message

- **微妙なQ波は，同誘導のST-T変化の有無（周囲確認法）と隣接誘導の様子から「異常」と言えるか判定する．**
- **「異常Q波」の誘導分布から心筋梗塞の部位診断ができる！**

文献

1） 杉山裕章．心電図のみかた・考え方［応用編］．中外医学社；2014．p.80-124.

Column 2

人工知能（AI）による心電図診断

「AI」（人工知能）―それが“Artificial Intelligence”の略称であったこと自体を時に忘れるくらい“エー・アイ”という言葉に社会的注目が集まっていますね．

その“波”が心電図の業界にもやって来ているようです．2019年9月のLancet誌に掲載された論文は，非常にインパクトのあるものでした．

Attia ZI, et al. An artificial intelligence-enabled ECG algorithm for the identification of patients with atrial fibrillation during sinus rhythm: a retrospective analysis of outcome prediction. Lancet 2019; 394: 861-7.

ターゲットは，「心房細動（AF）の診断」です．AFの心電図を見て，それが「AFである」という診断ならば，ボクのような並の医師でも可能です（笑）

一方，多くは1週間以内に自然停止してしまう「発作性（paroxysmal）心房細動」，いわゆる“パフ”（PAF）はどうでしょうか？

発作頻度が低く，2〜3ヶ月，いや1年に数回あるかないかの患者さんの場合，診察に訪れた際の心電図は基本的に洞調律なわけです．この「非発作時」の1枚から，その人がAF（発作）を潜在的に有するか見極めるのは，現在の医師にはほぼ不可能です．

メイヨー・クリニックの約45万枚という膨大な数の心電図を題材に，いわゆるディープラーニング（深層学習）させると，“Dr. AI”は，非発作時のサイナス心電図を見て，AF患者かそうでないかを精度83%で見分けたんです．

病歴や過去の心電図，年齢，体格・背景疾患，心房期外収縮の数や心エコー所見，BNP値…などの情報で予想するニンゲン医師の努力を見て，機械は何を思うのでしょうか？「いやいや機械には無理，最後は人間でしょう（…と信じたい）」のような論評が多い気もしますが，若干“強がり”にも聞こえなくもありません．

うーん，どこ見てわかったのかな？…正直そう思いますが，とにかくAF患者の心電図の特徴を学習させるだけだと，判断理由の詳細はブラックボックスな面が多いようです．この点は何か不安を感じます．また，海外と日本とでAF患者のプロファイルも大きく異なっているなぁと常々感じますが，アルゴリズムをそのまま“輸入”して良いのでしょうか？（意外に心電図的には“人類みな兄弟”なのかもしれませんが）

仮に皆さん，あるいはご家族が，“Dr. AI”に「アナタハAFガアリマス」と判定された場合，すぐに治療（抗不整脈薬やカテーテルアブレーション）を受けますか？ YESと即断する勇気は，筆者にはまだありません．でも，こうしたことが当たり前になる日が近いうちに来るかもしれません．いや，確実に来るでしょう．そう思います．

その後ウォッチングを続けていると，国内でも類似のアイディアを活用したベンチャー企業などが出てきたりしているようです．注意深く見守るとともに，“スキあらば自分も！”と好機をうかがうDr.ヒロなのでした（笑）．

CHAPTER 8

本物?ニセモノ?　下壁誘導 Q 波を見切るエクセレントな方法

本章のテーマ

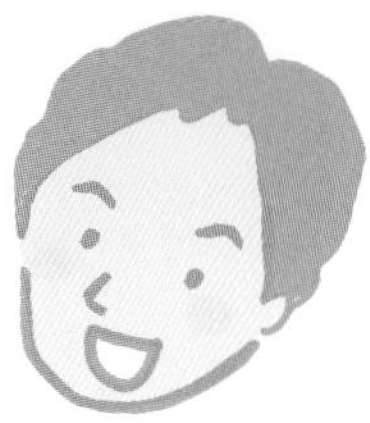

- 心電図上の「異常 Q 波」がすべて心筋梗塞を示すわけではないことを知っていますか？
- 下壁誘導の Q 波が本物（心筋梗塞）かを見抜くため, 追加で確認すべき情報は何でしょう？

一般的に「異常 Q 波」＝必ず「心筋梗塞」…と思われがちです. ただ, これは100%正しいわけではなく, 実際には “フェイク Q 波” も存在します. 今回は, なかでも頻度の高いニサンエフ（Ⅱ, Ⅲ, aV_F）の下壁誘導で検証してみましょう. 心電図を “技巧的” にとることで, 霧が晴れ, 明瞭な視界が広がる体験を Dr. ヒロがナビゲートします. では始めましょう.

症例提示

48 歳, 男性. 糖尿病にて DPP-4 阻害薬を内服中. 泌尿器科より以下のコンサルテーションがあった.
『腎がんに対して全身麻酔下で左腎摘除術を予定しています. 自覚症状はとくにありませんが, 術前にて心電図異常が疑われましたので, ご高診下さい』
174cm, 78kg（BMI: 25.6）. 血圧 123/72mmHg, 脈拍 58/分・整. 喫煙: 15～20 本×約 30 年（現在も喫煙中）. 術前検査として記録された心電図を示す 図 8-1.

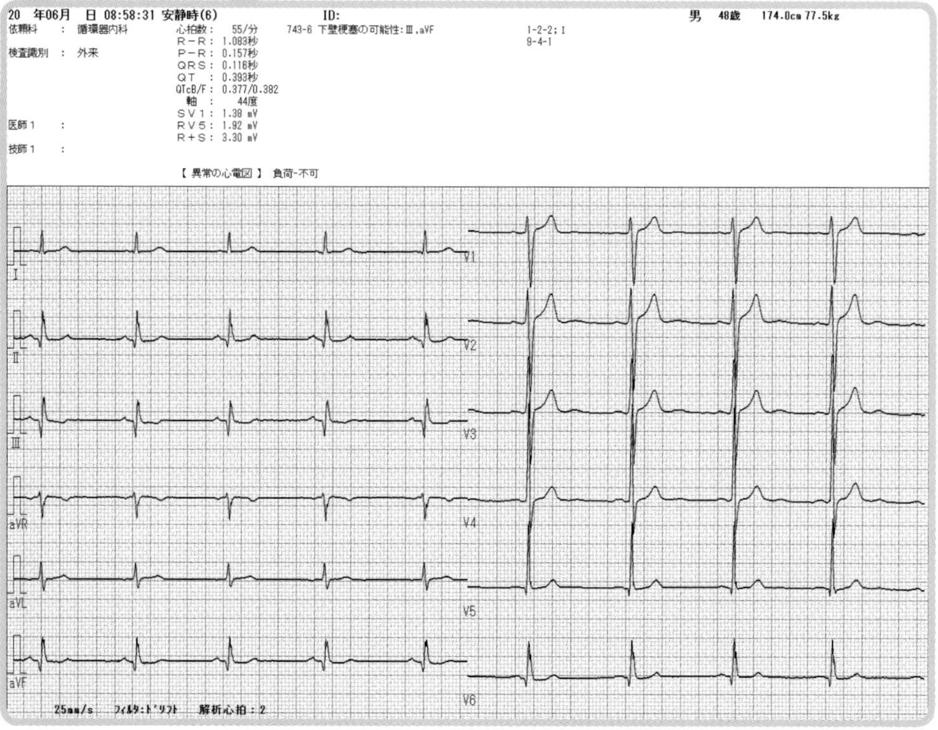

図8-1 心電図（術前外来時）

問題 1

心電図 図8-1 の自動診断は「下壁梗塞の可能性：Ⅲ，aV_F」となっている．これはどの所見によるものか？

解答 1

異常Q波（Ⅱ，Ⅲ，aV_F 誘導）

解説 1

今回は泌尿器科手術が予定された男性が題材です．術前検査としての心電図の考え方は過去に扱いましたね（☞ Ch.2, 3）．年齢も若く，運動耐容能にも問題はなさそうですが，糖尿病で中等度以上の手術リスク（腎摘除術）とくれば，一定の注意を払って眺めるべき心電図でしょう．1問目は「自動診断」をいじるDr. ヒロ独特の問題です．あ，“性格悪い”って思わないでくださいね（笑）．

さて，心電図 図8-1 をどう読みますか？ 油断すると「心拍数54/分・洞調律…以上」と読んでしまいそうですが，キチンと眺めると「系統的判読」(☞ [Season 1] Ch.1) での“クルッと”の“ク”のプロセスで引っかかりませんか？ アップデートした「異常Q波」の定義を思い出しましょう．

1ミリとお隣を思い出せ

古い心筋梗塞の“爪痕”を示唆する「異常Q波」は「V_1～V_3」と「それ以外」の誘導で考える，と言いました（☞ Ch.6）．「V_1～V_3」は“存在”重視で，「それ以外」は幅と深さに着目した“**1ミリの法則**”でしたね．すると，心電図 図8-1 には，たしかにⅢ，aV_F誘導に明らかな「異常Q波」があります．

ただ，もう一つ紹介したDr. ヒロ独自の“**お隣ルール**”も忘れないで．“サンエフ”と来たら，そう，“ニ”ね．「下壁誘導」は“ニサンエフ”で1セットですから，Ⅱ誘導も眺めてください．これが**隣接誘導**を考慮した「グループ」的な考え方です．

Ⅱ誘導のQ波は「深さ」が2mmくらいありますが，「幅」はどうでしょうか？ もし見にくければ，画像をダウンロードして拡大して眺めてみてください（詳しくはxixページ）．たとえば2拍目．はじまりがオレンジ太線上にあり，1mm はありそうでしょ？　診断基準は「幅≧0.03 秒」つまり“1mm 弱”で該当するので，これはアウトです．ですから，自動診断はサンエフだけでも，実際にはⅡ，Ⅲ，aV_F 誘導すべてに**異常 Q 波**があるというのが正確な読みになります．これは“偶然”や“こじつけ”じゃないんです．「Ⅲ・aV_F 誘導」に Q 波があるから「Ⅱ誘導」もしっかり見るのは **“必然”** です．それと，慣れてきたらザーッと Q 波を見渡す段階で「なんかⅡ誘導，目立つなぁ～」という感性が芽生えてくるとボクは信じています．

心電図診断

・洞調律（54/分）　　・異常 Q 波（Ⅱ，Ⅲ，aV_F 誘導）

問題 2

この患者に「下壁梗塞」が実際にあるかを調べるならどんな画像検査を追加するか？

解答 2

心エコー，心臓 MRI，RI 検査など

解説 2

今回は泌尿器科の症例なので，非専門医の先生がこの心電図を見ると，きっと自動診断に目をやって，こう思うかもしれません．

『えっ，心筋梗塞？　どこが？　Ⅲにも aV_F にも ST 変化はないのになぁ…．循環器医に聞いてみよう』

実はここが“伏線”です．心電図を工夫して詳しく見ることで，ほかの画像検査にも決して劣らない深い洞察ができることについて後半でお話ししましょう．多くの病院で比較的手軽に施行可能だという点では「心エコー」，普通はこの“一択”になるでしょうか．より病院規模が大きくなるにつれ，心臓 MRI や核医学（RI）検査，冠動脈 CT などでも精査できそうです．

「とりあえず心エコー」の危うさ

2 問目では，この患者さんに「下壁梗塞」が本当にあるかを問うています．状況的には「急性」のものは考えにくいので，普通は**陳旧性**心筋梗塞があるかがポイントになるでしょう．年齢はやや若目ですが，糖尿病や喫煙歴（しかも current smoker）もあるため，はじめにすべきは，心筋梗塞の既往を確認すること，そう**問診**です．当たり前ですけどね．

『○○さんは，昔，心筋梗塞をされたことがありますか？』

でも，ご本人の返事は“No”—このような状況を思い浮かべてください．

心臓 MRI や RI 検査は，検査可能な病院のほうが圧倒的に少なく，中小規模の病院であれば「心エコーを入れて終了」となりがちです．でも，心エコー室だっていつでもウェルカムではありませんし，それ以上にエコー検査は“とる人”（検査者）や“見る人”（診断医）の能力に大きく依存するという意味で「不確実性」の高い検査だと言えるかもしれません．コスト（保険点数：880 点［令和 2 年度診療報酬］）だってバカになりません．あ，ボクは別に心エコーの“アンチ”ではございませんので悪しからず．

ちなみに，この方は下壁の限局性壁運動低下，いわゆる**asynergy**が認められました．ですから今にわかに“本物”疑惑が浮上したのです！　通常は深く考えず，（冠動脈）CT や RI，ないし心臓 MRI に進むかもしれませんが，ボクの得意ジャンルは**心電図**レクチャーです．こういうときに心電図を使ってどう考えていくのか，についてここから語ろうと思います．

そうそう，Ch.7 で紹介した“**周囲確認法**”を覚えていますか？　ただ，今回は「ST-T 変化」を伴わないので，「いやいや，心筋梗塞はないよ」と思いたいですが…どうなるでしょうか．

問題 3

心エコーでは左室下壁領域の壁運動低下が確認された．本症例の「陳旧性下壁梗塞」の有無について，Q 波の局在，ST-T 変化の合併以外に，心電図上の注目ポイントを述べよ．

解答 3

平常時と深吸気時の波形（Q 波）比較

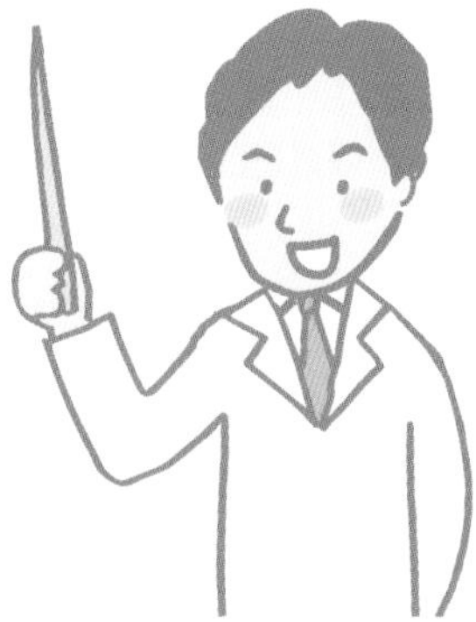

解説 3

“ニサンエフ” のいわゆる下壁誘導（Ⅱ，Ⅲ，aV_F）に「異常Q波」はあるものの，“周囲確認法” 的にはST-T異常も伴わず，本人に問診しても強い胸痛イベントの記憶もありません．したがって通常はフェイクQ波だと思いたいところではあります．しかし，心エコーで局所壁運動異常（いわゆるasynergy（アシナジー））を認め，背景に糖尿病もあったら「無症候性心筋虚血（梗塞）」の線も捨てきれないという悩ましい状況なわけです．あくまでも術前ですから，冠動脈CT，心臓MRIや核医学（RI）などの “大砲検査” に無制限に時間をかけて良い状況でもありません．あくまでも腎がんの手術をつつがなく終えてもらうことが当座の目標ですからね．

大がかりでコストもかさむ検査をする前に，実は “一手間” かけて心電図をとるだけで，下壁Q波が本物かニセモノかを見抜ける場合があるのです．そのエクセレントな方法を以下でご紹介しましょう．

深呼吸でQ波が消える？

いつか，皆さんにご紹介しようと思っていた論文[1]があります．イタリアからの報告で，既知の冠動脈疾患（CAD）がない50人（平均年齢68歳，男性54%）を対象としています．これらの男女は見た目 “健康” ですが，複数の冠危険因子，そして脳梗塞や末梢動脈疾患（PAD）の既往があり，下壁誘導にQ波が見られるという条件で選出されています（Ⅱ：18%，Ⅲ：98%，aV_F：100%）．ちなみに，海外ではこうした “下壁Q波” は，一般住民でも**1%弱（0.8%）**に認められるそうです[2]．

全例に心エコーと心臓MRIを行い，下壁にガドリニウム（Gd）遅延造影が見られたときに “本物” の下壁梗塞と認定されました．

と，ここまでは至極普通なのですが，この論文がすごいのは，以前からささやかれていた「ニセモノの下壁Q波は**深呼吸**で“消える”」という，いわば“都市伝説”レベルの話が検証されているのです！　皆さん，こんな話って聞いたことありますか？

方法はとても簡単です．安静時と思いっきり息を吸った状態（deep inspiration）の2枚，心電図を記録します．深吸気時でも変わらずQ波なら，それこそ**真の“異常Q波”**と見なし，下壁梗塞のサインと考えるのです．ちなみにQ波が“消える”とは，完全に消失することではなく，診断基準（☞ p.60）を満たさなくなるという意味とご理解ください．

このシンプルなやり方に“アダ名”をつけるのが，Dr. ヒロの得意技（笑）．言いやすい**“深呼吸法”**と名付けました．もちろん，“深吸気法”でもいいです．

ホンモノQ波の確率を高める所見はあるか？

この研究，実際の結果はどうだったのでしょうか？　心臓MRIで本当に下壁梗塞が検出されたのは50人中10人（20%）でした．単純にQ波が3つの誘導中2つ以上，それもほとんどサンエフ（Ⅲ，aV_F）という条件だけなら，“打率”は2割と低いわけです．単純に下壁梗塞の有無で各種因子が比較されましたが，有意なものはありませんでした．

「有意」（$p<0.05$）に届かなかったものの“おしい”感じだったのは，1）男性，2）Ⅱ誘導にQ波あり，3）ST-T所見合併の3つです．性別（男性）は確かに冠危険因子の一つですし，背景疾患も含めて意識したいところです．ただ，これは“決定打”にはなりません．

残りの2つも大事です．その昔ボクは「Ⅱ誘導にQ波があったら高率に下壁梗塞あり」と習った記憶があります．でも，この論文では半数弱（40%）にとどまっており，「なし」の場合の13%より確かに高率ですが，やはり決定力はなさそうですね．

もう一つのST-T所見の合併，これはST上昇や**陰性T波**であることが多いです．Ch.6で取り上げた心筋梗塞の「定義」を述べた合意文書でも，「幅0.02〜0.03秒」の“グレーゾーン（境界域）Q波”でも，「深さ≧1mm」かつ「同誘導で陰性T波あり」なら本物の可能性が高まると述べられています．

常日頃から漏れのない判読を心がけている立場としては，Q波「だけ」で考えないのは当然で，“**周囲確認法**”として多面的に考えることで“打率”が向上すると思っています．有意にならなかったのは，サンプル数が少ないためでしょうか．

深呼吸法の実力やいかに

さて，いよいよ“**深呼吸法**”のジャッジです．次の 図8-2 をご覧ください．

“深呼吸法”で異常Q波が「残った」10人中，本物が8人であり，なんと“打率”が8割にアップしました！　よく見かける2×2分割表を作成し，感度，特異度を求めるとそれぞれ80%，95%になるわけです．しかも，特筆すべきは心エコーでの局所壁運動異常（asynergy）は感度50%，特異度88%であったことです．

あれっ？　深吸気した心電図のほうが心エコーより“優秀”ってこと？…そうなんです．もちろん，単純に感度・特異度の値だけで比較できるものではありませんが，論文中ではいくつかの検討が加えられ，最終的に“**深呼吸法**”は心エコーよりも下壁梗塞の診断精度が良かったというのが，本論文の結論です．でかしたぞ，心電図！

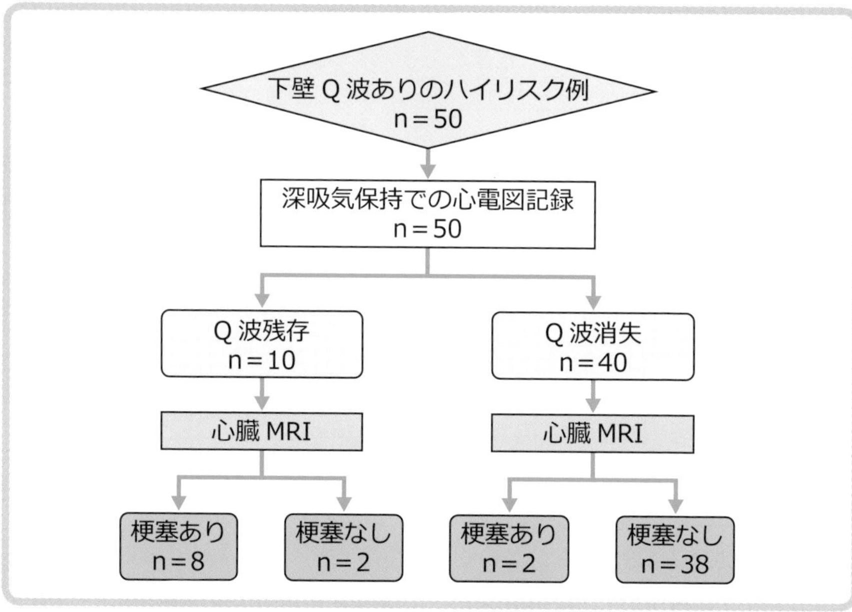

図 8-2 “深呼吸法” の識別能力
(Nanni S, et al. J Electrocardiol. 2016; 49: 46-54)

どうです，皆さん！ “柔よく剛を制す” ではないですが，心電図を活用することで心エコー以上の芸当ができるなんて気持ちいいですよね．“判官贔屓” と言われそうですが（笑）．ここで下壁誘導の Q 波についてまとめておきましょう．

下壁 Q 波の “仕分け方”

・心筋梗塞の既往（問診），冠危険因子の確認は必須．
・Ⅲ誘導「のみ」なら問題なし（お隣ルール）．
・Ⅱ誘導の Q 波，ST-T 所見の有無も参考に（周囲確認法）．
・深吸気で “消える”Q 波はニセモノの可能性大（深呼吸法）．

実際に深呼吸法やってみた

心電図に限りませんが，新しい事柄を知ったとき，すぐに “実践” してこそ知識が真に定着するというのがボクの信条の一つです．早速，**症例 A** と**症例 B** を用いて **“深呼吸法”** を試してみました．

症例 A　68 歳，男性．他院から転医．糖尿病，脂質異常症，高血圧症あり．既往に心筋梗塞あり．

症例 B　63 歳，男性．術前心電図異常で紹介．高血圧症あり．以前から階段・坂道で息切れあり．

臨床背景からは，**症例 A** は本物な感じがしますが，**症例 B** は，にわかに判断は難しいような気がします．皆さんはどう思いますか？ 実際に **“深呼吸法”** も含めて行った心電図の様子を示します 図 8-3．

まず，安静時の心電図（肢誘導のみを抜粋しました）を見てみましょう．**症例 A** では，Ⅱ誘導を含めて下壁誘導すべてに Q 波がありますが，陰性 T 波の随伴はありません（a）．一方の**症例 B** は，Q 波はⅢ，aV_F 誘導のみですが（QS 型），Ⅲ誘導に陰性 T 波ありという状況です（c）．心電図だけを見ると “どっちもどっち” に見えます．

さて，“深呼吸法” の結果はどうでしょうか．息を深く吸うことで，幅・深さともに Q 波が若干おとなしくなることにご注目ください．しかも，「息こらえ」のためか筋電図ノイズが混入して見づらくなるという特徴もあります．**症例 A** ではⅡ誘導だけ唯一ビミョーですが，残り 2 つのⅢ，aV_F 誘導とも Q 波が残るので，がぜん “本物度” が増します．一方の**症例 B** はどうでしょう？…深呼吸後もⅢ誘導は「QS 型」のままですが，aV_F 誘導では Q 波がほぼ消えて「qr 型」となったではありませんか！　こうなると，もはや “お隣ルール” に該当せず，Ⅲ誘導のみの “問題がない” パターンであることが露呈しました．

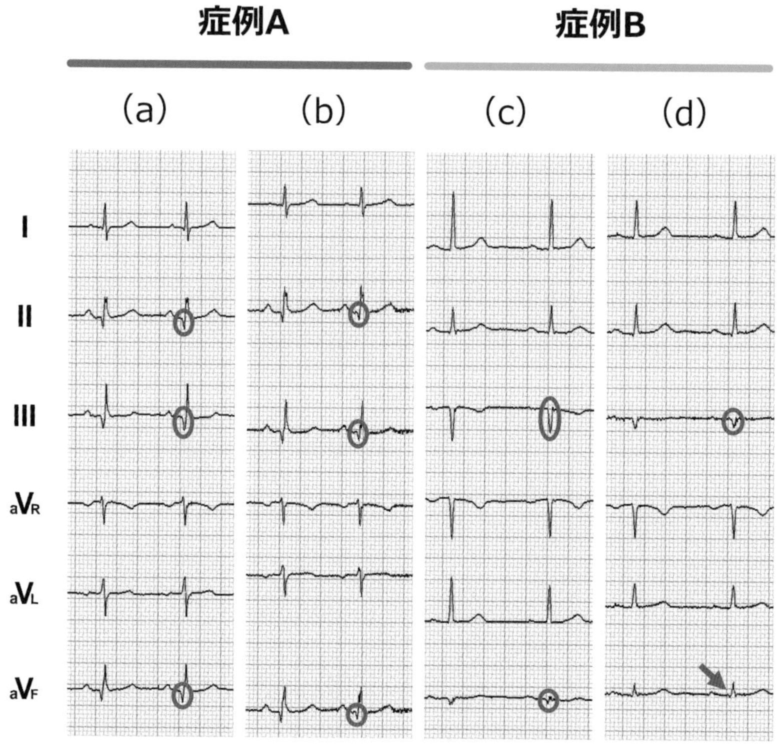

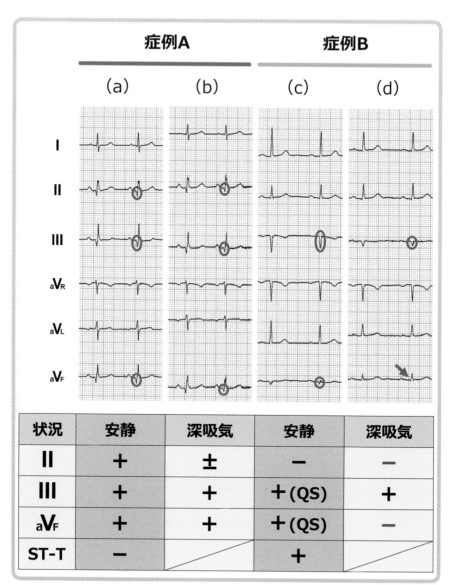

状況	安静	深吸気	安静	深吸気
II	＋	±	−	−
III	＋	＋	＋(QS)	＋
aVF	＋	＋	＋(QS)	−
ST-T	−		＋	

図 8-3 “深呼吸法” をやってみた

実際の“正解”をまとめます．**症例A**は50歳時に右冠動脈中間部を責任血管とする急性下壁梗塞の既往があり，一方の**症例B**では，心エコーはほぼ正常で冠動脈CTでも有意狭窄はありませんでした．何度か述べているように，心電図だけですべてを判断するのは危険ですし，**症例B**のように一定のリスクがあり，胸部症状の有無や本人希望などに沿った総合的な判断から冠動脈精査を行うことは決して悪くないです．ただ，**“深呼吸法”**は実ははじめから“大丈夫”って太鼓判を押してくれていたことになります．ウーン，改めてすごいな．

おわりに

話を冒頭の問題症例に戻します．この方は心エコーとRI検査で左室下壁に異常があり，“深呼吸法”でもⅡ，Ⅲ，aV_F誘導のすべてでQ波は顕在でした．

この患者さん（48歳・男性）の冠動脈造影（CAG）の結果 図8-4 を見ると，左冠動脈には狭窄はありませんでしたが，右冠動脈の中間部で完全閉塞（図中↓），いわゆる“CTO”（chronic total occlusion）と呼ばれる「慢性閉塞性病変」でした（左冠動脈造影でも側副血行路を介して右冠動脈末梢が造影されています［図中↓］）．つまり，今回の中年男性は“本物”の下壁梗塞だったのです．

ところで話は変わりますが，皆さんは「ブルガダ心電図」[3]をご存じでしょうか．多くの臨床検査技師さんは，V_1～V_3誘導で「ST上昇」を見たら，「1肋間上」での記録も残してくれることが多く，この知識はだいぶ浸透しています．そこで提案．「下壁誘導，とくにⅢ・aV_F誘導にQ波があったら“深吸気”時の記録を追加する」を新たなルーチンにしませんか？…とまぁ，とかく“欲張り”なDr.ヒロなのでした．

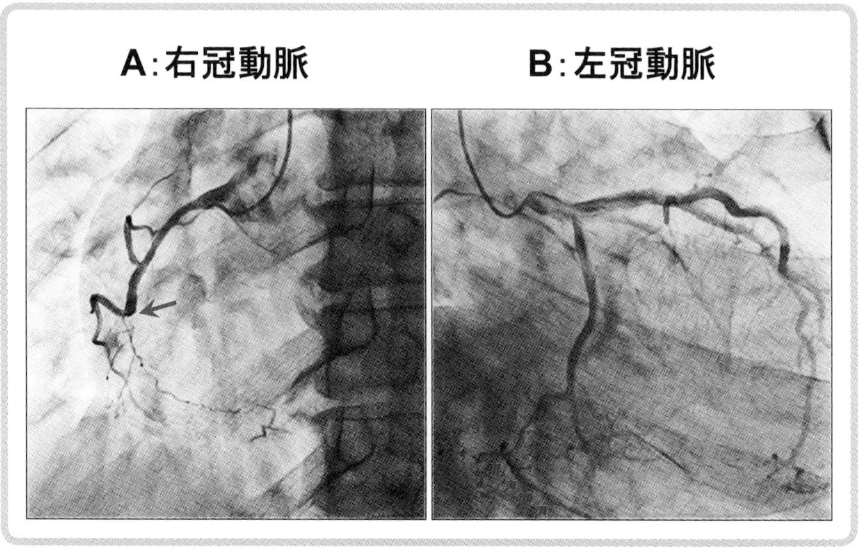

図8-4 冒頭症例（48歳・男性）の冠動脈造影

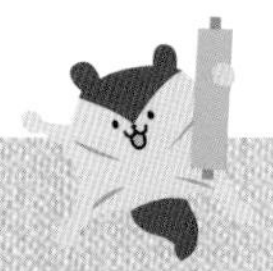

Take-home Message

- 異常Q波＝100％心筋梗塞ではなく，とくに下壁誘導（Ⅱ，Ⅲ，aV_F）にQ波を見つけたら，本物かニセモノか考えよう！
- 冠危険因子，既往歴，Ⅱ誘導のQ波やST-T変化の随伴の確認とともに深呼吸時の追加記録が参考になるはず（深呼吸法）．

文献

1） Nanni S, et al. J Electrocardiol. 2016; 49: 46-54.
2） Godsk P, et al. Europace. 2012; 14: 1012-1017.
3） 遺伝性不整脈の診療に関するガイドライン（2017年改訂版）．https://www.j-circ.or.jp/old/guideline/pdf/JCS2017_aonuma_h.pdf

CHAPTER 9

QRS 波の“向き”でわかる脚ブロック ～わかるとカンタン! 束枝ブロック診断～

本章のテーマ

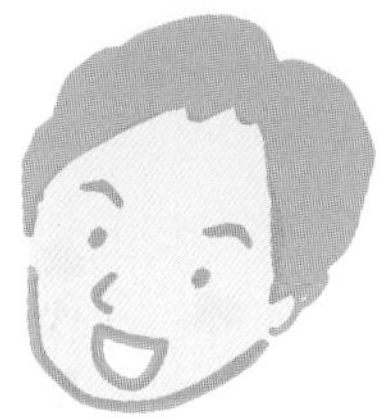

- QRS 電気軸の数値を自分一人でおおよそ推定することができますか？
- 電気軸偏位と関連性の強い「左脚束（分）枝ブロック」の診断基準を理解していますか？

ボクが提唱する「系統的判読」において，“クルッと”の“ル”における QRS 波の確認部分では，Q 波に続いて R 波をチェックします（スパイク・チェック）．ここでは「向き」「高さ」「幅」の 3 項目を見ますが，Ch.10, 11 で取り上げる「高さ」，とくに“高すぎる”異常を述べる前に，伏線ともなる「向き」（QRS 電気軸）と束枝ブロックの関係を Dr. ヒロがレクチャーします．

症例提示

35 歳，男性．腎移植後の急性拒絶反応のため，血液透析が再導入されている．10 年以上維持透析中．特別な自覚症状はなし．血圧 150/90mmHg，脈拍 82/分．Hb: 11.9g/dL，BUN: 67mg/dL，Cre: 14.2mg/dL，K: 4.8mEq/L．定期外来で施行された心電図を示す 図 9-1．

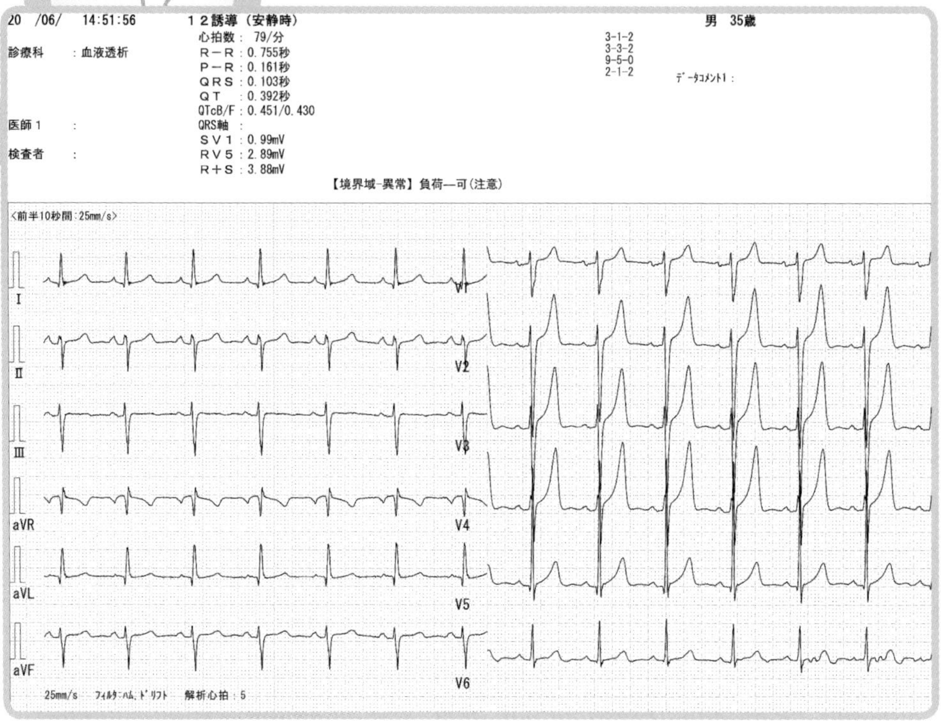

図 9-1 心電図（定期外来時）

問題 1

心電図 図 9-1 において，QRS 電気軸を求め，定性的評価も加えよ．

解答 1

QRS 電気軸：−50°（左軸偏位）

解説 1

今回は，若年ながら長期間の血液透析を受けている男性の心電図を扱います．レクチャーのポイントとして2つ用意しました．まずは1つ目は（QRS）電気軸．本章では，Dr. ヒロが開発した"トントン法"あるいはその進化版"トントン法 NEO"を利用して求めますよ．忘れている方は，［Season 1］Ch.9, 10 を見直してくださいね．

QRS 電気軸の求め方を覚えてますか？

久しぶりに登場した「QRS 電気軸」ですが，皆さんの印象はどうですか？ "難しい"や"ニガテ"という声も聞くので，簡単に復習しておきましょう．

定性的な評価というのは「～軸偏位」という呼び方のことですね．Ⅰ誘導と aV_F 誘導の QRS 波の「向き」を見ればいいのです．aV_F の代わりにⅡ誘導（ときにⅢ誘導も）が用いられますが，ニサンエフは"ご近所"同士なので肢誘導界（☞［Season 1］Ch.5）における方向性は，ほぼ同じですから納得できますよね．今回の心電図 図9-1 では，QRS 波はⅠ誘導が上向き，aV_F もⅡ誘導も共に下向きとなっているので，このパターンは**左軸偏位**と呼ぶのでした（☞［Season 1］Ch.8）．次の円座標をもう一度復習しておきましょう 図9-2．

次に定量的な議論はできますか？ これは電気軸の角度を「～°」と具体的な**数値**として求めることを意味します．一般的には自動診断

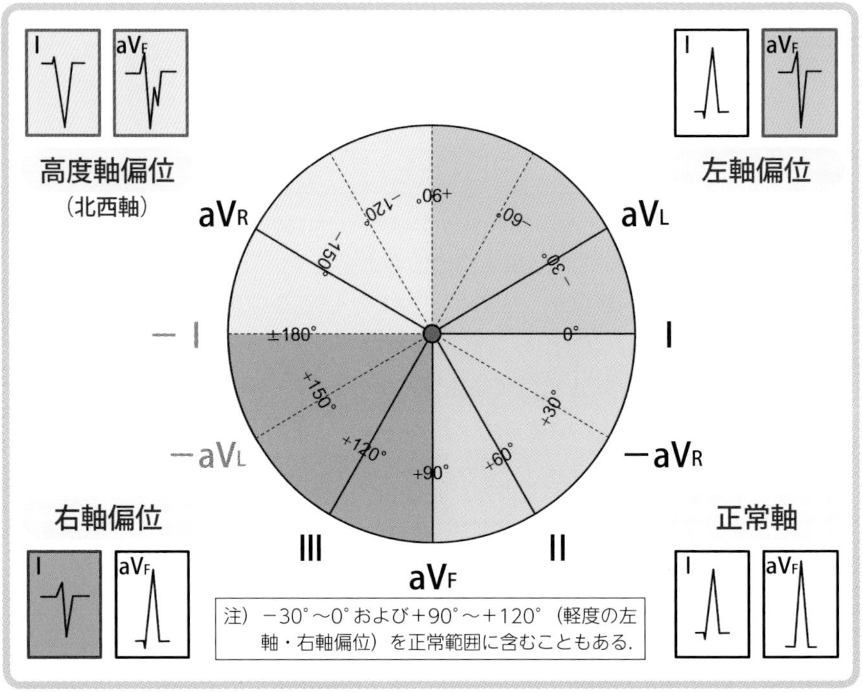

図 9-2 肢誘導の世界と QRS 電気軸
（杉山裕章．心電図の読み“型”教えます！ Season 1．中外医学社；2019. p.98）

で表示される値を見るでしょうか．今回は 図 9-1 の QRS 軸部分を伏せておきましたが，「QRS 軸：−47°」と記録されており，これを転記するのも一手です．Dr. ヒロ流に言うと“カンニング法”ね（笑）．

ただ，この方法，「本当に機械は正しいのだろうか」という一抹の不安がありませんか？　とくに，さまざまな QRS 波形が混在したり，同じ誘導内でも心拍ごとに若干でも変化するような心電図の場合，ボクは心電計の電気軸推定の精度は万全ではないという印象を持っています．やはり“人の目”が入ることが大切で，そのための知恵を持っておく必要があります．Dr. ヒロ流で言うならば，それは“トントン法”やそれの進化バージョンである“トントン法 NEO”の

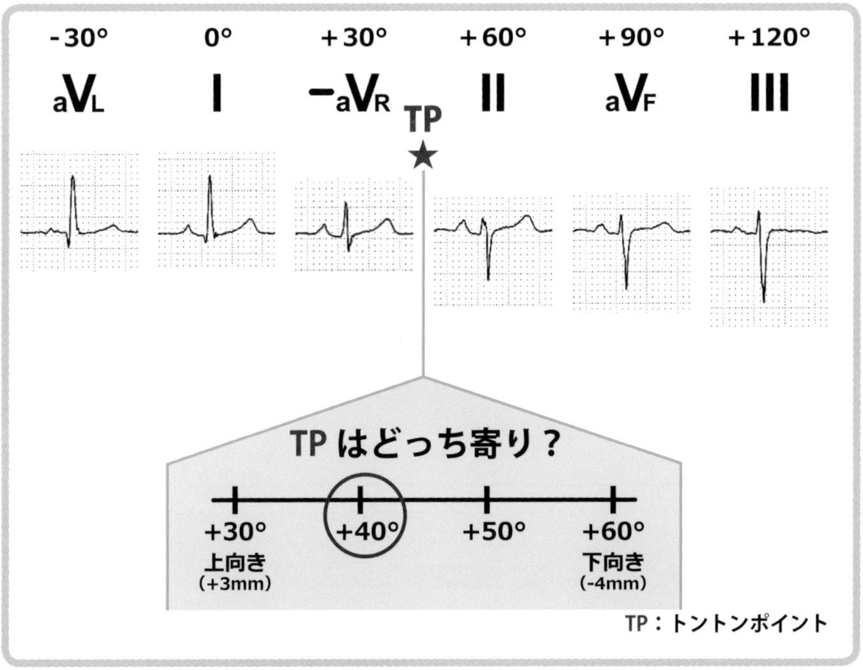

図9-3 リバイバル！ トントン法 NEO

ことですね 図9-3.

肢誘導界の乗っている前額断［冠状断］の円座標を aV_L 誘導から時計回りに目で追ってみましょう.

aV_L → I → $-aV_R$ → II → aV_F → III …

このような並びは「カブレラ配列」(Cabrera sequence) と呼ばれますが，この配列の名前を覚えなくとも円座標さえ頭に描ければ，それで十分です.

「$-aV_R$」とは aV_R を上下反転させた誘導で，これを導入することで各肢誘導を見事に30°ずつの方向に対応させることができます．トントン法では，上向き・下向きが等しくなる“**トントン・ポイント**”（**TP**）を見つけるのがミソでしたが，QRS軸の向きの逆転は「$-aV_R$」（+30°）と「Ⅱ」（+60°）の間で起きており，TPは10°刻みでよりトントンに近い「$-aV_R$」寄り，すなわち「+40°」と予想されます（☞［Season 1］Ch.10）．あとは，±90°方向転換させることでⅠ誘導が上向きになる方向を選ぶと…「−50°」が求める電気軸となります．

『へぇ〜，すごいじゃん！』…そう思ってもらえたら嬉しいです．

問題 2

以下のうち，心電図 図9-1 の正しい診断を選べ．

1）完全右脚ブロック　　2）完全左脚ブロック
3）左脚前枝ブロック　　4）左脚後枝ブロック
5）仮装脚ブロック

解答 2

3）

解説 2

さて2問目．オマケ問題を出題しました．ここでは「向き」と「幅」に関連する事項を問うています．選択肢には「〜ブロック」が5つもあってややこしいですよね（まさに「ブロック」の嵐です）．さらに「洞房ブロック」や「房室ブロック」など…心電図の世界では，このようにさまざまな“ブロック塀”が学習者の行く手を阻みます（笑）．若かりし頃，ボクもだいぶ苦労したなぁと思い返します．最も有名なのは 1）と 2）で，「心室内伝導障害」の“2大スター”です．QRS 幅がワイド（120ms 以上）になり，いわゆる「脚ブロック」と言えば，普通はこの 2 つを指します．でも今回の心電図の QRS 幅は 100ms 前後（自動計測値 103ms）であり，該当しません．また，一つだけやや毛色が変わった 5）のブロック．この用語を知っていますか？　詳細は省きますが，これは「右脚ブロック」と「左脚ブロック」とが“チャンポン”されたようなまれな異常で，一部の心疾患で見られます．心電図としても面白い波形なので，いずれ機会があったら扱いましょう．ここで扱いたいのは，前問で解説した軸偏位と深い関係性のある「束枝ブロック」で，代表的な 3）と 4）について説明したいと思います．

刺激伝導系のおさらい

話が QRS 波の「高さ」から脱線して恐縮ですが，これも次回の本論の“伏線”として大事な事項なんです．「左脚前枝ブロック」（LAFB）と「左脚後枝ブロック」（LPFB）は，いわゆる**束枝ブロック**（fascicular block）と呼ばれるものです．ここで今一度，「脚（きゃく）」についての解剖学的な基礎知識を整理します．

刺激伝導系 図9-4 は，房室結節，ヒス（His）束を越えて心室内で**右脚**と**左脚**に分かれ，左脚はさらに左室前上方を走る**前枝**と後側方に向かう**後枝**という 2 本の束枝（fascicle）に枝分かれします[1)]．前者の伝導が途切れたのが「左脚前枝ブロック」，後者なら「左脚後枝ブロック」と言います．

実はもう一つ，「中隔枝」[*1] という束枝があるそうです．“3 本目”

[*1] 「脚枝（きゃくし）」とも呼ばれる．ときどき「“左脚中隔枝ブロック”の心電図所見」などという記載を目にしますが，マニアック過ぎて大半の人は“見なかった”ことにして OK だと思っています．

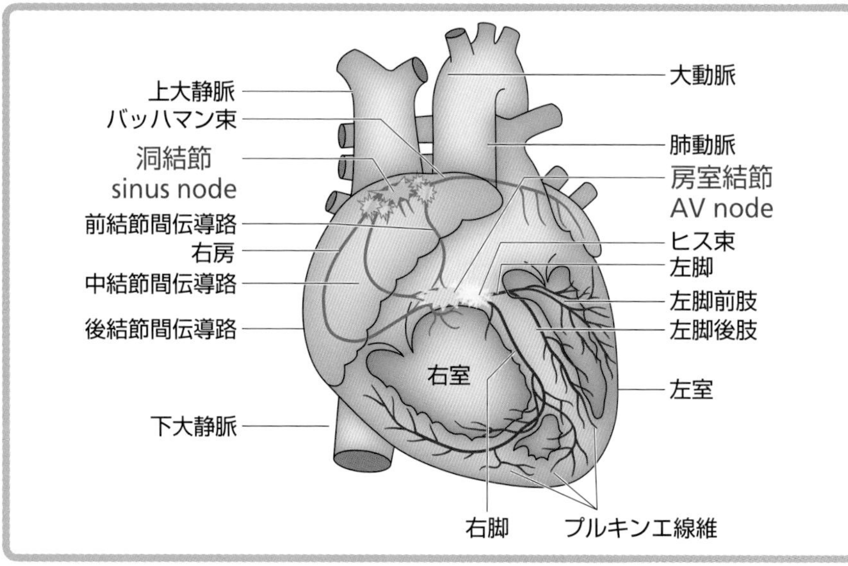

図 9-4 心臓は“電気仕掛け”―刺激伝導系―

右房の天井にある洞結節から心房筋，心臓の中心（房室結節）を経て左右の脚（きゃく）から心室筋各所へ電気信号が届けられる．これによりリズミカルな心収縮・拡張が維持される．
（杉山裕章．心電図のはじめかた．中外医学社；2017．p.122）

の束枝，あるいは「後枝」から分かれて，文字通り心室中隔につながる“電線”との理解で良さそうです（個々人でバリエーションがある）．ただ，心電図の世界では，「左脚束枝は 2 本」と考えたほうが理解しやすく，冠動脈と同じく，脚も「右 1 本，左 2 本」という構造なんだと理解することをオススメします．

なお，教科書などによっては「ヘミブロック」(hemiblock) と記載されている場合がありますが，これも「束枝ブロック」とほぼ同義と考えて良いと思います．

左軸偏位の程度分類は？

実臨床で問題になる束枝ブロックの大半は前枝ブロックなので，こちらだけ診断できれば十分でしょう（慣れると「後枝」のほうはほぼ"その逆"と理解できる）．「左脚前枝ブロック」の診断ポイントは"高度の"左軸偏位に尽きると言っても過言ではありません．この「高度の」部分が理解できるかが大切です．

以前，「−30～0°」のゾーンを「軽度の左軸偏位」と言いました（☞［Season 1］Ch.8）．では，残りの「中等度」，そして「高度」はどこで区切るのでしょうか．本来なら「−90°」まで30°ずつ刻めば良いのですが，Dr. ヒロのオススメは**−45°**（数字としては大きくなることに注意）を「高度」と「中等度」の境界とするルールです．つまり，左軸偏位の程度は，

−30～0°…軽度　　−45～−30°…中等度　　−90～−45°…高度

のように分類しようということです．「中等度」に関しては，ボク自身は単に「左軸偏位」と呼んでいますけどね．これを理解すると，左脚前枝ブロックでは，「高度」（−45°以下）の左軸偏位がマストということになります．

このため，正確に言うと，自分で電気軸が求められない人は左脚前枝ブロックと原理的に診断できないのです（半定量的な議論はできるかもしれませんが）．その点"トントン法 NEO"がいかにすごい手法か，実感してもらえるんじゃないかな～（手前味噌でゴメンナサイ）．

左脚前枝ブロックの心電図診断

さて，皆さんがお持ちの教科書で**左脚前枝ブロック**の診断基準を確認してみましょう．QRS 電気軸の範囲が示されている時点で初学者

への“殺傷能力”はハンパないのですが（笑），ほかにいくつかの条件が書かれていると思います．代表的な診断基準を踏まえ，ボク流にアレンジしたものを以下に示します．

左脚前枝ブロック（LAFB）の診断

1．高度の左軸偏位：$-90° <$ QRS 電気軸 $\leqq -45°$
2．（Ⅰ）aV_L で「qR 型」（上向き：左室パターン）
3．（Ⅱ）Ⅲ（aV_F）で「rS 型」（下向き：右室パターン）

ほかに若干の注意事項はあるものの，メインは上の 3 つの 1～3 です．慣れてないと相当複雑に感じますよね．でも大丈夫．あくまでも 1 が診断の肝と強調しておきます．2 はイチエル（Ⅰ，aV_L），3 はニサンエフ（Ⅱ，Ⅲ，aV_F）に関するものです．

ここで確認．「左軸偏位」である以上，QRS 波はⅠ誘導が上向き，そして aV_F（Ⅱも）誘導は下向きなはずですよね？

かつて「正常な QRS 波形は 2 パターンしかない！」と述べたときに紹介した**左室パターン**と**右室パターン**の話を思い出してください（☞［Season 2］Ch.1）．

「左室パターン」とは，正常な心電図において側壁誘導のイチエルゴロク（Ⅰ，aV_L，V_5，V_6）で見られる「qR 型」波形のことです．左室興奮を間近で観察するため立派な上向き「R 波」が特徴でした．一方，「右室パターン」とは，右室興奮の反映**ではなく**，左室興奮を側壁誘導の反対側（右室側≒右方）から眺めた下向きの「rS 型」QRS 波形のことでした．これはちょうど左室パターン（qR 型）を上下逆さまにした波形になっています．

「左脚前枝ブロック」の心電図にはこの 2 つの波形がそのまま登場します．つまり，左軸偏位のパターンを意識して，上向きのⅠ（およ

JCOPY 498-13706

び aV_L）誘導では **qR 型**（左室パターン）となり，下向きのⅡ・aV_F（およびⅢ）誘導が **rS 型**となるのです．ね，覚える必要などないでしょ？ 図 9-2 を見てもらうと，今回の心電図が見事にこの基準を満たしているんです．

細かいことを言うと，かっこ書きした aV_L 誘導が「qR 型」でその対側*2 のⅢ誘導が上下反転させた「rS 型」というのが実は必須条件で，軸偏位との兼ね合いで解説したⅠやⅡ・aV_F 誘導は「“ご近所”だから波形が似てる」というルールで理解すべきというのが根源的な理解なのですが．まぁ，でも都合良く考えた者勝ちですね．

ちなみに，この「左脚前枝ブロック」の心電図診断について，拙著では“覚えなくていい診断基準”の代表として取り上げています[2)]．それなのに，今回このように詳しく解説してしまい，スイマセン．でも次回述べることにはつながってきますし，皆さんもより自信を持って束枝ブロックの診断ができるようになったと思います．

関連知識も少々

「左脚前枝ブロック」の診断ができるようになれば，ひとまず今回の目的は達成ですが，最後に次回につながる関連知識を述べて終わります．一般的に病的意義がさほど高くないと言われる束枝ブロックですが，心電図的には興味深い点（a～d）があります．

左脚前枝ブロック（LAFB）の関連知識

(a) QRS 幅は正常～軽度延長（120ms は超えない）．
(b) 肢誘導の QRS 波高が“伸びる”．
(c) 胸部誘導の QRS 波形にも影響が及ぶことも（回転など）．
(d)「下壁梗塞」では診断できない！

*2 ST 上昇型心筋梗塞の診断で用いる「対側誘導」を思い出しましょう．

まず，(a) は「左脚前枝ブロック」の場合，後枝経由の伝導があるため，右脚・左脚ブロックのようにQRS幅が幅広 (wide) (120ms［0.12秒］以上) とはなりません．ただ，一部に伝導遅延があるのは事実であり，パッと見“やや幅広”くらいになることが多いです (たくさん見るとわかってくるでしょう)．2つ目の (b) ですが，左脚前枝ブロックでは，心室内の電気の流れが正常でなくなるため，QRS波高にも影響が出ます．とくに**aV_L誘導**が代表的で，心筋重量増加がなくても縦方向に“伸びる”傾向があり，いわゆる「左室高電位」の診断時に注意が必要になるのです[3)]．この点を次回取り上げます．(c) については，「左脚前枝ブロック」の波形変化は基本的に肢誘導の乗っている前額断 (冠状断) で完結してほしいのですが，ときに胸部誘導 (水平断) にも異常が波及します．**R波の増高不良** (V_1〜V_3) や**時計回転** (V_5，V_6 でR波高が小さく深いS波あり) など…これを知っている方は完全な“物知り”です．

そして，最後 (d) です．下壁領域の心筋梗塞になると，ニサンエフで「異常Q波」が出ますが，このQ波が深くなってキツめの左軸偏位を呈しても，「左脚前枝ブロック」とは言いません．原理的に下壁誘導のQRS波形が「rS型」にならないため，上記診断 (1)〜(3) を意識すれば誤診することはないですが…「下壁梗塞では診断できない」ようです．これは「Qr (ないしQR) 型」の左軸偏位じゃダメという理解で良いでしょう．

以上，次回の伏線となる「左脚前枝ブロック」について，どこよりも熱いレクチャーをお届けしました．次回は同じ症例を用いて，“高すぎる”QRS波高について考えたいと思います．お楽しみに！

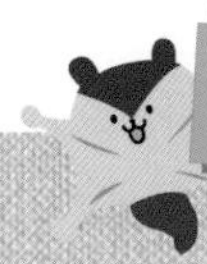

Take-home Message

- 具体的なQRS電気軸の数値が知りたければ，"トントン法"や"トントン法NEO"がベストな方法かも!?
- 「左脚前枝ブロック」は強い左軸偏位が最大の特徴！

文献

1) Elizari MV, et al. Circulation. 2007; 115: 1154-63.
2) 杉山裕章．心電図のはじめかた．中外医学社; 2017. p.25-37.
3) Hancock EW, et al. Circulation. 2009; 119(10): e251-61.

Column 3

ついに承認！ Apple Watch 心電図アプリ

米国 Apple 社のウェアラブル端末 Apple Watch の心電図記録機能に関しては，この『心電図の読み“型”教えます！』シリーズの当初から取り上げて来ました．

前 2 回のコラムを読み返して見ます．フムフム，Season 1（2019 年 3 月発刊）ではまだ Series 4，お次の Season 2（2020 年 3 月発刊）で Series 5 だったそうです．そして，つ，ついに今回の Season 3 で吉報をご紹介できることになりました！

医薬品医療機器総合機構（PMDA）が 2020 年（令和 2 年）9 月，Apple Watch の心電図アプリケーションを「家庭用心電計プログラム」として承認しました．ちなみに，心拍数モニタリング機能も同時にだそうです．

しかも，Apple Watch 本体（ハードウェア）ではなく，ソフトウェア，つまりアプリが承認対象となっており，こうしたことは国内初のようです．いやぁ，本当にめでたいことです．

ところが，ところが…

欧米からは Apple Watch 心電図で不整脈や急性冠症候群がうまく見つかったという報告が散見されるのに対し，承認後も国内ではまったく見当たりませんでした．年が明け 2021 年（令和 3 年）になっても，Apple Watch 公式ページのユーザーガイドには「一部の地域のみ」となっており，わが日本は含まれていませんでした．コロナ禍などが影響していないといいなと思っていましたが…ただ，その少し後（2021/1/22），ついに日本でも使用可能と発表されました．Season 3 発売前にギリギリ間に合って良かった！ “研究用”としてミーハーな筆者が早速買い求めたのは置いといて（笑），何人もの患者さんが「これ見て！」と外来に持ってきてくれました．右の写真もそんな 1 コマです．

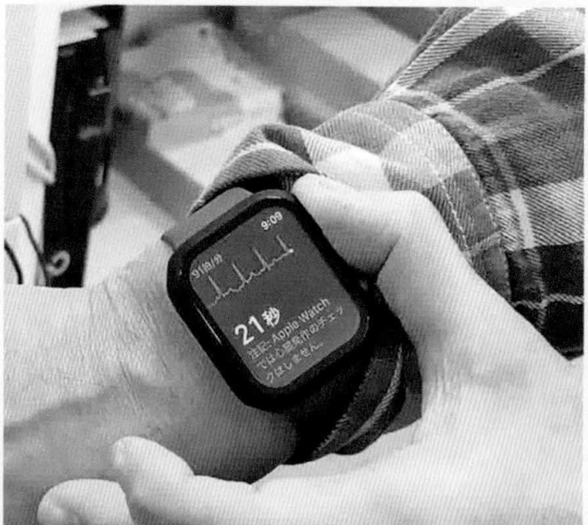

今後に関しては，AppleWach のみならず同様のウェアラブル端末を実臨床に取り入れる仕組みができるでしょうか．個人的には一般の外来診療よりは遠隔診断が望ましいと思います．

また，医療関係者ではない，一般の人々がどう理解し，活用してゆくための支援ビジネスも魅力的に感じています．

CHAPTER 10

高電位の基準，いくつ知ってる?
～ライオン・男女・エステがキーワード～

本章のテーマ

- 「左室高電位」の基準がいくつあるか，考えたことがありますか？
- 直感的に「左室高電位」と診断する方法を知っていますか？

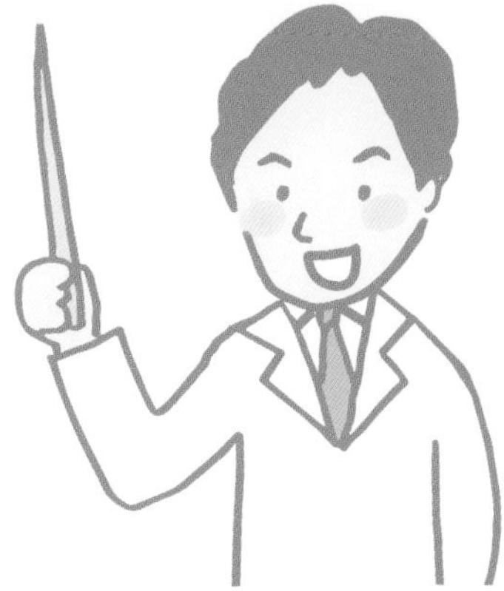

心電図を見て「QRS 波が高い（高電位）と診断するための基準，皆さんはいくつ言えますか？　前回と同じ症例を用いて，今回は“高すぎる”QRS 波の考え方について解説します．謎の言葉“ライオン“や“エステ”などが登場しますが，読み進めると真相が明らかになるでしょう．では，さっそく Dr. ヒロのレクチャーにご注目あれ！

症例提示

35 歳，男性．腎移植後の急性拒絶反応のため，血液透析が再導入されている．10 年以上維持透析中．特別な自覚症状はなし．血 圧 150/90mmHg，脈拍 82/分．Hb: 11.9g/dL，BUN: 67mg/dL，Cre: 14.2mg/dL，K: 4.8mEq/L．定期外来で施行された心電図を示す 図 10-1．

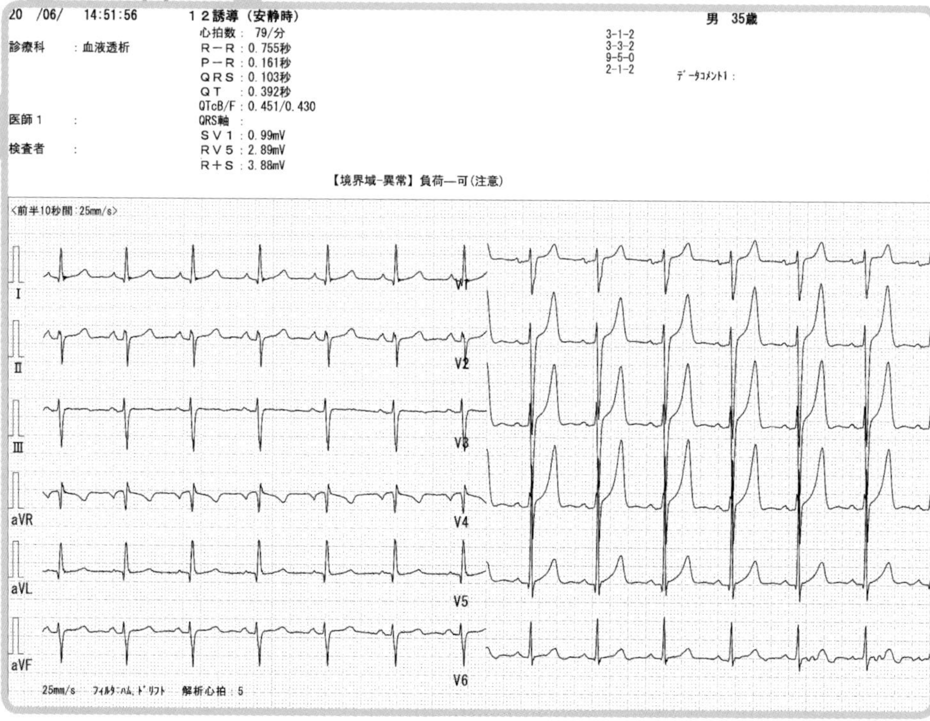

図10-1 心電図（定期検査時）（再掲）

問題 1

代表的な「左室高電位」の診断基準を念頭に置き，心電図 図10-1 がそれに該当するか考察せよ．

解答 1

該当しない

解説 1

今回も Ch.9 と同じ，若年ながら維持透析がなされている男性の心電図を扱います．タイトル通り，今回のメインテーマは「QRS 波高」について考えること．Dr. ヒロの系統的判読の語呂合わせでは，“クルッと” の “ル” で，“スパイク（R 波）・チェック” の部分に該当します．ここでは「向き」「高さ」そして「幅」の 3 つを見ていきますが，「高さ」では，“高すぎる” と “低すぎる” の条件に該当しないかを確認するのが主です．今回の例では “低すぎる” のほうは一見して考えにくく（細かな数値ではなく “常識” としてわかるセンスがほしい），主に “高すぎる” かどうかについて焦点を当ててレクチャーすることにします．

答えなき質問で負けん気に火がつく

心電図で QRS 波高が “高すぎる”，すなわち（左室）高電位と診断するための基準ですが，果たして皆さんはいくつ言えるでしょうか？　2 個？　3 個？　それとも 5 個ですか？　はじめに言っておきますが，基準に登場する細かな数値を必死で覚えようとするあまり，心電図が嫌いになるようでは本末転倒なので，最終的にはボク流のオススメな考え方に着地して安心してもらうつもりです．

前フリとして，少一しだけ昔話を．10 年ほど前のことですが，今でも昨日のことのように思い出されるエピソードがあります．

当時，ボクはピチピチ !? の大学院生でした．循環器レジデントも終え，臨床にもある程度手応えを感じ，心電図に関しても以前のような “劣等生” ではなくなっていた頃です．病棟だったか研究室だったかは忘れましたが，心電図や不整脈に詳しい X 先生から試問を受けました．

X先生「高電位の診断基準は？　10個は言えるわな.」
Dr.ヒロ「えっ？10個ですか！ V_1のS波とV_5のR波を足して35mmとか，V_5かV_6でしたっけ，20…いくつ以上でしたかね…」
X先生「V_5が26mm，V_6は20mmな*1．そいでほかは？」
Dr.ヒロ「え？　まだあるんですか…」
X先生「あるよ．何言ってんのよ．肢誘導とかもあるだろ．先生は心電図のごくごく表面しか知らないな．あのなぁ，本当のプロになりたかったらな，こんなん10個は空で言えないと失格なんだよ！」

そう言って，正解は教えないままその先生はボクの元を去りました．しかし，ものすごい“圧”で，今でも忘れ得ぬインプレッシブな経験です（笑）

前置きが長くなりましたが，こんな経緯があったためか，コウデンイという言葉を聞くと，今でも無性にチャレンジ・スピリットが湧いてくるんです！　ですから，今回のレクチャーはいつも以上に熱いです（笑）．

早速はじめましょう．次のリスト 図10-2 を見てください．

ボクが事あるごとに参照しているガイドライン的文献[1]からの引用です．タイトルは「左室肥大の診断基準」ですが，その大半が「左室高電位」の条件で占められていることがわかるでしょう．もちろんですが，これを必死で覚える必要はありません（誰も本気でしようと思わないでしょうが）．当然，項目一つ一つを解説することも，全て皆さんに覚えてもらうこともボクの本意ではありません．

なので，この中の“定番商品”に値する有名な3つの診断基準パッケージから紹介していきます．

*1 今回紹介する基準とは若干違います．欧米の文献と日本人の違いなどもあるのでしょうか．

Table 1. Criteria for Left Ventricular Hypertrophy

	Amplitude	First Author of Study	Year of Study Publication
Limb lead voltage			
(R I–S I)+(S III–R III)	>16 mm	Lewis	1914
R I+S III	>25 mm	Gubner	1943
R I	>15 mm	Gubner	1943
R aVL	>11 mm	Sokolow	1949
R aVF	>20 mm	Goldberger	1949
Q or S aVR	>19 mm	Schack	1950
R+S in any limb lead	>19 mm	Romhilt	1968
Precordial lead voltage			
S V_1	>23 mm	Wilson	1944
S V_2	>25 mm	Mazzoleni	1964
S V_1+R V_5	>35 mm	Sokolow	1949
S V_2+R $V_{5,6}$	>45 mm	Romhilt	1969
S $V_{1,2}$+R $V_{5,6}$	>35 mm	Murphy	1984
S $V_{1,2}$+R V_6	>40 mm	Grant	1957
R+S any precordial lead	>35 mm	Grant	1957
R V_5: R V_6	>1.0	Holt	1962
R, any precordial lead	>26 mm	McPhie	1958
S V_2+R $V_{4,5}$	>45 mm	Wolff	1956
R V_5	>33 mm	Wilson	1944
R V_6	>25 mm	Wilson	1944
Combinations of limb and precordial voltage			
RS aVF+V_2+V_6 (>30 years)	>59 mm	Manning	1964
RS aVF+V_2+V_6 (<30 years)	>93 mm	Manning	1964
S V_3+R aVL (men)	>28 mm	Casale	1985
S V_3+R aVL (women)	>20 mm	Casale	1985
Total 12-lead voltage	>175 mm	Siegel	1982
Combinations of voltage and nonvoltage			
Voltage-STT-LAA-axis-QRS duration	Point score	Romhilt	1968
(R aVL+S V_3)×QRS duration	>2436 mm/sec	Molloy	1992
Total 12-lead voltage×QRS duration	>1742 mm/sec	Molloy	1992
Criteria for use with left anterior fascicular block			
S V_1+R V_5+S V_5	>25	Bozzi	1976
S $V_{1,2}$+R V_6+S V_6	>25	Bozzi	1976
S III+max R/S any lead (men)	>30	Gertsch	1988
S III+max R/S any lead (women)	>28	Gertsch	1988
Criteria for use with right bundle-branch block			
Max R/S precordial lead (with LAD)	>29 mm	Vandenberg	1991
S V_1	>2 mm	Vandenberg	1991
R $V_{5,6}$	>15 mm	Vandenberg	1991
S III+max R/S precordial (with LAD)	>40 mm	Vandenberg	1991
R I	>11 mm	Vandenberg	1991

Amplitudes are given in millimeters, where 1 mm=0.1 mV. LAD indicates left axis deviation.

図 10-2 こんなに覚えられない！…「左室肥大」の診断基準
(Hancock EW, et al. Circulation. 2009; 119: e251-61)

最も有名な"そこのライオン"基準

まずは **"そこのライオン"** から.「また！ 何言ってんの，この人？」って思った方，英字を見てください．ね，"そこの（Sokolow）ライオン（Lyon）"でしょ（笑）．

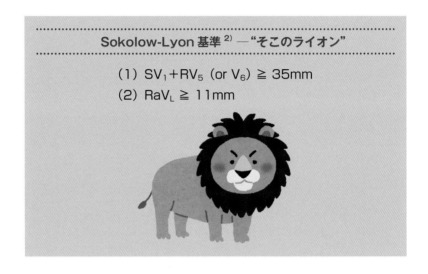

Sokolow-Lyon 基準[2] —"そこのライオン"

（1）SV_1＋RV_5（or V_6）≧ 35mm
（2）RaV_L ≧ 11mm

この基準は有名です．（1）は先ほどの会話にも登場していましたが，ボクが最初に覚えたもので，この和を **Sokolow-Lyon index** と言います．ボクは略して"S-L インデックス"とか呼んじゃってます．『V_1 の S 波（深さ）と V_5 の R 波（高さ）を足して 35mm ね．心電図ってそうやって読むのか．なんか高尚だなぁ』，そんなふうに感じた記憶があります．実際は V_5 でも V_6 誘導でもいい（大きいほうを採用）のですが，エスイチ・プラス・ブイゴアールのように V_5 が用いられることが多いかもしれません．

このような"○＋△"型のクライテリアは，もとは「RⅠ＋SⅢ」[2]に始まり，一般的に**左室パターン**（☞［Season 2］Ch.1）の QRS 波形を呈する"イチエルゴロク"（Ⅰ，aV_L，V_5，V_6）いずれかの R

波と“その反対側”のS波から構成される和と考えると理解しやすいです．肢誘導界の円座標を頭に思い描けば，Ⅲ誘導は“Ⅰ誘導の（ほぼ）反対側”ですし，胸部誘導では V_5・V_6 誘導の反対と言ったら V_1 誘導ですよね．この“反対側”では，左室のど真ん前に位置する“イチエルゴロク”（側壁誘導）でR波として表現される左室成分がS波として反映されているのだと考えれば良いのです．

心電図 図10-1 で見てみましょう．「SV_1」，「RV_5」，そしてS-Lインデックスが「R+S: 3.88mV」と表示されています．これがそうです．「3.88 mV」を長さに直せば「38.8mm」となるので，このSokolow-Lyon基準では「左室高電位」に該当します．

“そこのライオン”の注意点

Sokolow-Lyon基準の原典[3]はなんと70年前の論文です．それが今もなお生き続けていることは称賛すべきですが，S-Lインデックスに関しては，いくつか問題点が指摘されています．何と言っても，対象の「年齢」や「性別」が考慮されていないという点です．25歳の男性も80歳の女性も同じ35mm（3.5mV）で判定するのです．冷静に考えると，オカシイですよね．健診における心電図や心エコーでの計測値だって，年齢・性別に応じた基準値が設けられています．

今回の症例は若年ながら病気を有していますが，同年代の大半の男性はそうではなく，健康だと思います．「RV_5（or RV_6)」は左室の“パワー”（起電力）を反映するものですから，本人も心臓も元気みなぎる若年男性では，ピンッと立ったスパイクとなり，高率に基準(1) を満たしてしまうことが知られています．

「左室高電位」は左室肥大の条件の一つです（☞ Ch.11）．その病的意義を考えると，若くて健康な男性に「左室肥大（疑い)」を頻発させてしまうこの基準は，あまり現実にそぐわないのかもしれません．同様なことが男女問わずアスリート（競技者）についても言われています*2.

それを解決する一つの方法として，若い男性についてはカットオフを 35mm ではなく **50mm** にしたほうがいいという声があります[4]．国内の心電計メーカーでも同様な点を踏まえて，年齢・性別に応じた高電位差の基準として，20〜30 歳前後の男性では 50mm 前後を自動診断の閾値として採用しているところがあるようです．ですから，今回の心電図 **図 10-1** では，左室高電位の基準に満たないというのがボクの見解になります．

では，一方の（2）「RaV_L≧11mV」ではどうでしょうか？　今回のように**左脚前枝ブロック**（**LAFB**）の心電図では，「肢誘導が "縦に伸びる"」ことに注意する必要があるのでした（☞ Ch.9）．つまり，肢誘導の QRS 波高が本来よりも "かさ増し" されている場合があるのです．そのため，Ⅰや aV_L 誘導を含む高電位基準はそのままでは使えない可能性が高いです．そこで，左脚前枝ブロックの心電図では，胸部誘導を用いるほうほうがいいという意見[5]はもっともかもしれません（あまり浸透していませんが）．

もう一つは，"そこのライオン" 基準を modify するやり方で，"2 割増し" の「13mm」をカットオフにする考え方[1]．ボク自身はこれがお気に入りです．今回の心電図では，RaV_L（aV_L 誘導の R 波高）は「11mm 基準」でも満たしませんが，この点は知っておくと "物知り" だと思われること確実です．

若かりし頃，基準（2）を覚えたのが嬉しくて，左脚前枝ブロックなのに 11mm の基準のまま怪しい「左室高電位」を乱発していた日々が恥ずかしく思い出されます*3．読者の皆さんもご注意あれ．

---

*2 普段，日本で診療しているとあまり意識されづらい「人種」も考慮すべき一因です．

こなれた男女は意外とふくよか?

2つ目のユニークな基準は,“**こなれた男女,サイズは3L**”です.正式にはCornell基準ですが,ここでもボク流を受容する大きな心を持ってくださいね(笑).ニューヨークからの報告ですから,なんかオシャレ,いや~こなれてマス.

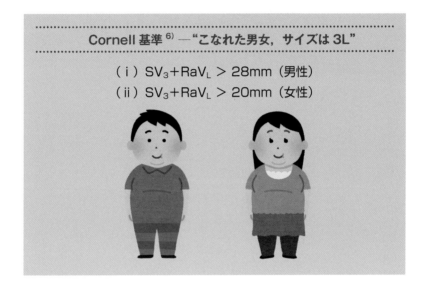

Cornell基準[6]—“こなれた男女,サイズは3L”

(i) SV_3+RaV_L > 28mm(男性)
(ii) SV_3+RaV_L > 20mm(女性)

“男女”は性別ごとに基準が違いますよ,ということ.今回取り上げる中で唯一性差が考慮されている点は評価できるのですが,実際には驚くぐらい浸透していません(ボクもよく忘れます).この基準を涼しい顔で言える人はタダモノではないはず! さらに,女性に関しては「+2mm」して「22mm」のほうがいいという議論もあり,なおややこしいことになっています[7].図10-1の男性では,「SV_3=17mm」,「RaV_L=9mm」なので,一応セーフでしょうか.ちなみに,“サイズは3L”は「SV_3+RaV_L」を思い出しやすくするためにつ

*3 投稿した論文でreviewerに指摘された記憶も…(笑).

けています．ただ，V_3 誘導が aV_L 誘導（こちらが左室パターン）の“反対側”とはイメージしにくいため，個人的にはこうもしないと覚えられません….

浪費エステはポイント制

紹介する 3 つ目は Romhilt と Estes による診断基準です．ボク流に言うと **“浪費エステはポイント制”** です．だんだん無理くり感が….

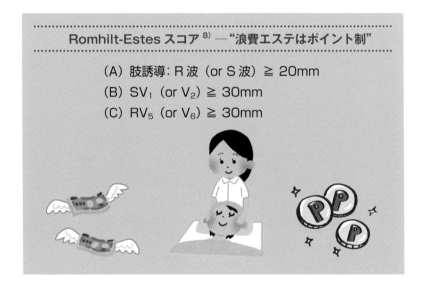

Romhilt-Estes スコア[8)]—“浪費エステはポイント制”

(A) 肢誘導: R 波（or S 波）≧ 20mm

(B) SV_1（or V_2）≧ 30mm

(C) RV_5（or V_6）≧ 30mm

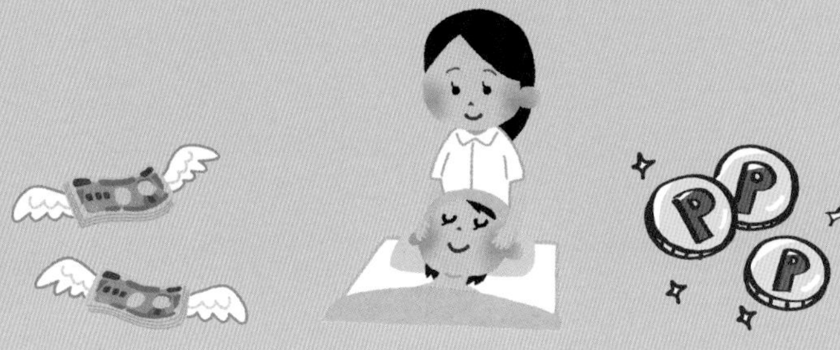

この **“浪費エステ”** は「左室肥大」を診断するために開発されたスコアリングシステム（それが“ポイント制”とした意味です）で，そこから QRS 波高に関連する部分を抜き出しています（残りの条件に関しては，Ch.11 参照）．(A) ～ (C) いずれか 1 つを満たすときに「3 点」とします[*4]．これまでと少し数値が異なる点がややこしいで

[*4] 最高13点．4点以上で「probable/likely」（疑い），5点以上で「definite/present/certainly」（確定）とされる．

しょうか．でも，これが一つの“完成品”なので文句は言えません．

今回の心電図は（A）～（C）のいずれも該当しません．

最近の心電計と現実的な対応

さて，ここまでの話，いかがですか？『とても覚えられないよ(泣)』なんて方も少なくないと予想します．それでも，“そこのライオン”と“こなれた男女”そして“浪費エステ”の3つの診断基準で7個…．前述のX先生の要望には及びません．ただ，これだけでも多くの人にとって，長期間正しく暗記できるレベルを超えていると思いますが皆さんいかがでしょうか？

やはり“記憶”に関してはコンピュータに任せるのも一手かと．Dr.ヒロでいう **“カンニング法”** ですね．最近の心電計の波形認識・診断システムには，たくさんの左室高電位基準が網羅されており，心電計が「高電位」と言ったら素直にそうなのかと認める姿勢も悪くないとボクは思います．心電図 図10-1 でも，「高電位（左室に対応する誘導）V_1，V_5」と表記されていますね．これは普段から **最後に** 自動診断にも必ず目を通すクセをつけておくことで決して忘れません．ただ，先ほど述べた年齢・性別の影響や，S-Lインデックスが計35mm以上だけ満たして，ほかはすべて該当しないときに，それを「(左室) 高電位」と診断するべきかどうかの最終判断が，われわれ“人間”に残された仕事です（笑）．

もう一つ．ボクの教科書は，原則，数値の暗記にこだわらないスタンスなので，次のやり方を紹介しておきましょう[9]．この手法，**“ブイシゴロ密集法”** とでも名付けましょうか．“シゴロ”はV_4，V_5，V_6誘導のことで，このR波が3つとも空をつんざくほどの勢いで直上の誘導領域まで届いているときに「左室高電位」と診断する方法です．別症例の心電図 図10-3 を見てください．

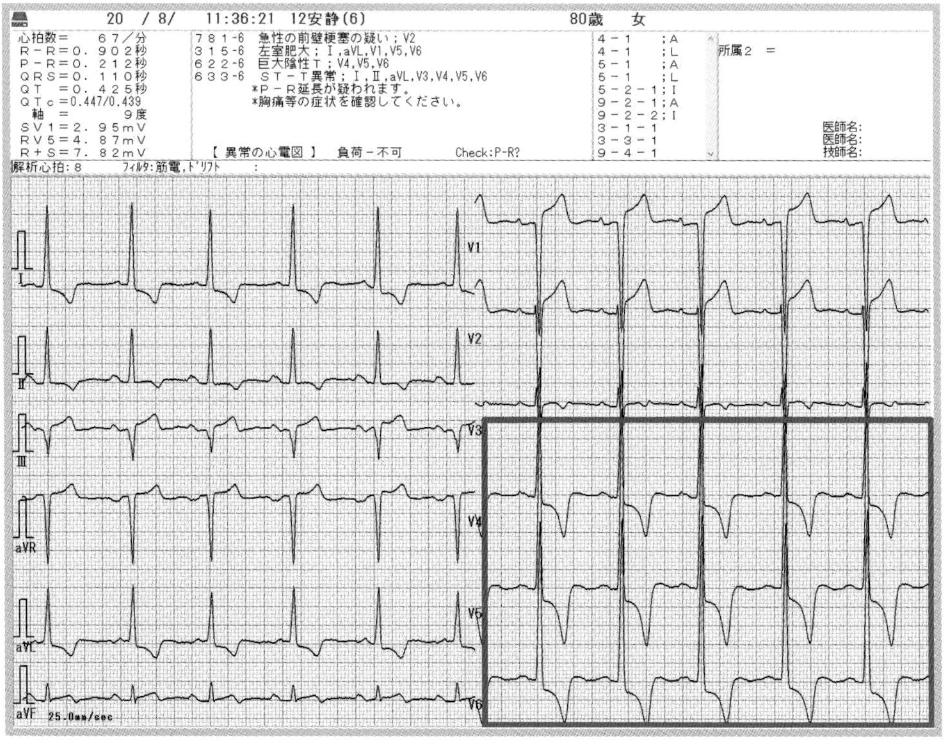

図 10-3 左室高電位は V_4～V_6 誘導に注目！——“ブイシゴロ密集法”

赤太枠で囲った部分にご注目あれ！ この心電図は閉塞性肥大型心筋症で通院中の 80 歳，女性のものです．

たしかに “シゴロ密集法” 陽性で，典型的な ST-T 変化も伴いますので，バリッバリの**左室肥大**が疑われます．この場合，今回述べた「左室高電位」基準をほぼすべて満たしますが，これを得意のエイヤッで V_4～V_6 誘導だけの “見た目” で診断しちゃえというのが Dr. ヒロ流．こうすることで細かな数値と決別することができるんです．この感覚で，もう一度心電図 図 10-1 を見直してみましょう．すると V_6 誘導がおとなしめなので，その意味でも（左室）高電位には「該当しない」と言っていいのではないでしょうか．

おわりに

以上，話し出すとキリがないのですが，“高すぎる”QRS 波形の考え方についてお送りしました．最後の最後で一言．私たちは普段「高電位」のことを“ハイ・ボル（テージ）”（high voltage）などと呼んでしまいがちですが，ボクの調べた限りでは“和製英語”のようです（間違ってたらゴメンナサイ）．**“increased QRS voltage”** というのが正しいそう．知らなかった方は気を付けてくださいね．でも“インクリ・ボル”は少し言いづらいな（笑）．

次回は，“Romhilt-Estes”（浪費エステ）のスコアを用いて「左室肥大」について考えてみましょう．では！

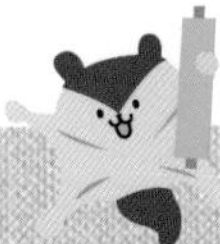

Take-home Message

- **QRS 波高が“高すぎる”の診断基準はたくさんあり，可能な範囲で覚えておけば良い．**
- **数値を覚えるのが苦手なら，“ブイシゴロ密集法”で「(左室)高電位」をとらえるがオススメかも!?**

文献

1) Hancock EW, et al. Circulation. 2009; 119: e251-61.
2) Gubner R, et al. Arch Intern Med. 1943; 72: 196-209.
3) Sokolow M, et al. Am Heart J. 1949; 37: 161-86.
4) Macfarlane PW, et al. Adv Exp Med Biol. 2018; 1065: 93-106.
5) Bozzi G, et al. Adv Cardiol. 1976; 16: 495-500.
6) Casale PN, et al. Circulation. 1987; 75: 565-72.
7) Dahlöf B, et al. Hypertension.1998; 32: 989-97.
8) Romhilt DW, et al. Estes EH Jr. Am Heart J. 1968; 75: 752-8.
9) 杉山裕章．心電図のみかた，考え方［応用編］．中外医学社；2014. p.125-49.

CHAPTER 11

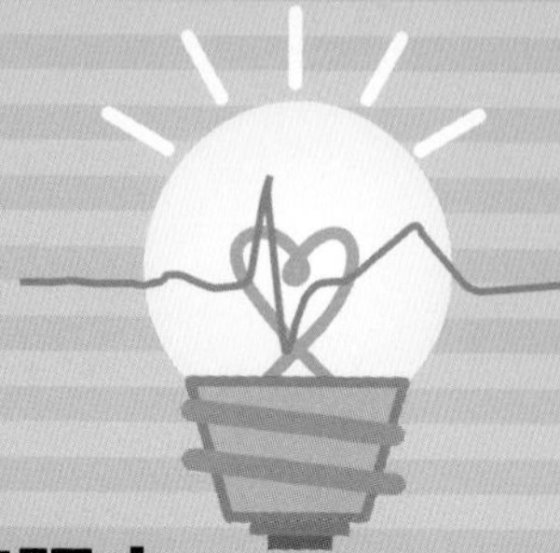

“ポイント”で考える左室肥大 ～“合わせ技”的な総合判断をせよ～

本章のテーマ

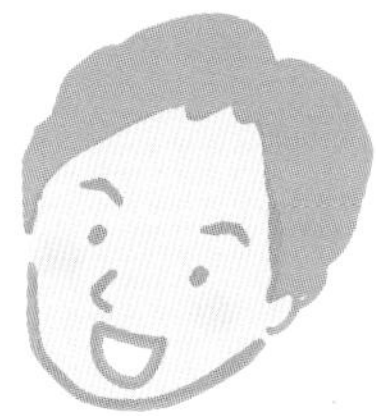

- 「左室肥大」の“2大”診断基準と言ったら，何と何でしょうか？
- その他に気にすべき「左室肥大」の診断精度を高める心電図所見があるのを知っていますか？

さあ，いよいよSeason 3のレクチャーも最終局面です．前回（Ch.10）ではQRS波が増高する「左室高電位」の診断基準を扱いました．これは心筋重量がアップした「左室肥大」（LVH）という病態の心電図診断に関係します．波形で心臓を間接的に描写する心電図ではその有無をどのように予測すればいいのでしょうか？　曖昧にされがちなこの問題をDr. ヒロが明快にレクチャーしてみせましょう！

問題 1

次のうち，「左室肥大」（LVH）の心電図診断に関係するものを選べ．

1）左室低電位
2）右房拡大
3）ST-T変化（ST低下，陰性T波など）
4）右軸偏位
5）幅広いQRS波（120ms以上）

JCOPY 498-13706

解答 1

3)

解説 1

ご存じの通り，心電図は本来「不整脈」の診断検査です．エコーやCT，MRIなどの画像検査とは異なり，心臓の形態そのものを描出するわけではありませんね．それなのに「左室肥大」(left ventricular hypertrophy：LVH) は好発する心電図所見であり(個人的にはそこがスゴイと思う)，心電図を学ぶすべての人がおさえるべき異常所見の"代表選手"となっています．

心電図における「左室肥大」は，主に5つの心電図所見を総合して診断すると良いでしょう．その5つはおおむね選択肢に取り上げた項目です．最も重要なのは，Ch.10で扱った1) の「左室高電位」と，側壁誘導*1を中心として見られる3) の「ST-T変化」の2項目．この2つはほぼ"MUST"に近い条件だと思います．後者に関しては，「下行型ST低下」と「陰性T波」の組み合わせから成り，通称"ストレイン型"(strain pattern/ventricular strain) と呼ばれる所見が代表的でしょうか．

そのほかに"状況証拠"的な参考所見も3つほど知られています．一つは「左房拡大」(☞ [Season 2] Ch.10) で，もう一つは「左軸偏位」(☞ [Season 1] Ch.8) です．ともに本シリーズでは丁寧に解説しました．
選択肢はボクお得意の"左右アベコベ"です (笑)．2) も4) も×ということになり，「左房拡大」と「左軸偏位」なら正しいです．

*1 Dr. ヒロ流だと"イチエルゴロク"，すなわちⅠ，aV_L，V_5，V_6誘導のこと．ときに"ゴロク"が"シゴロ"(V_4，V_5，V_6) になることもある．

最後の5）はどうでしょう．「左室肥大」では，QRS幅は幅広（wide）にはなりません．QRS幅が120ms（3mm）を超える異常は「心室内伝導障害」といい，左右の「脚ブロック」が代表的なものです．ただし，今回この選択肢5）を入れ込んだ理由は，興味深いことに，真の「左室肥大」ではQRS幅は“wide気味”になることが多いのです．“intrinsicoid deflection”という概念が適用されるためで，この辺は次問で詳しく解説します．

問題 2

「左室肥大」診断に用いるRomhilt-Estesポイントスコア 表11-1 を踏まえ，次に示す82歳男性の心電図 図11-1 は何ポイントに該当するか答えよ．

表11-1 Romhilt-Estesポイントスコアシステム

ポイントスコアシステム	
1．振幅	3ポイント
以下のいずれか1つ以上：	
(a) 肢誘導の最大R波またはS波：20mm以上	
(b) V_1またはV_2誘導のS波：30mm以上	
(c) V_5またはV_6誘導のR波：30mm以上	
2．ST-T変化（典型的な左室ストレイン型）	
ジギタリス内服なし	3ポイント
ジギタリス内服あり	(1)ポイント
3．左房拡大	3ポイント
V_1誘導P波終末陰性成分：深さ1mm以上かつ幅0.04秒（1mm）以上	
4．−30°を超える左軸偏位	2ポイント
5．QRS幅：0.09秒以上	1ポイント
6．V_5またはV_6誘導のQRS波の初期成分（intrinsicoid deflection）：0.05秒以上	1ポイント

5点以上：左室肥大（確実），4点：疑い，とする
(Romhilt DW, et al. Circulation. 1969; 40: 185-95より改変)

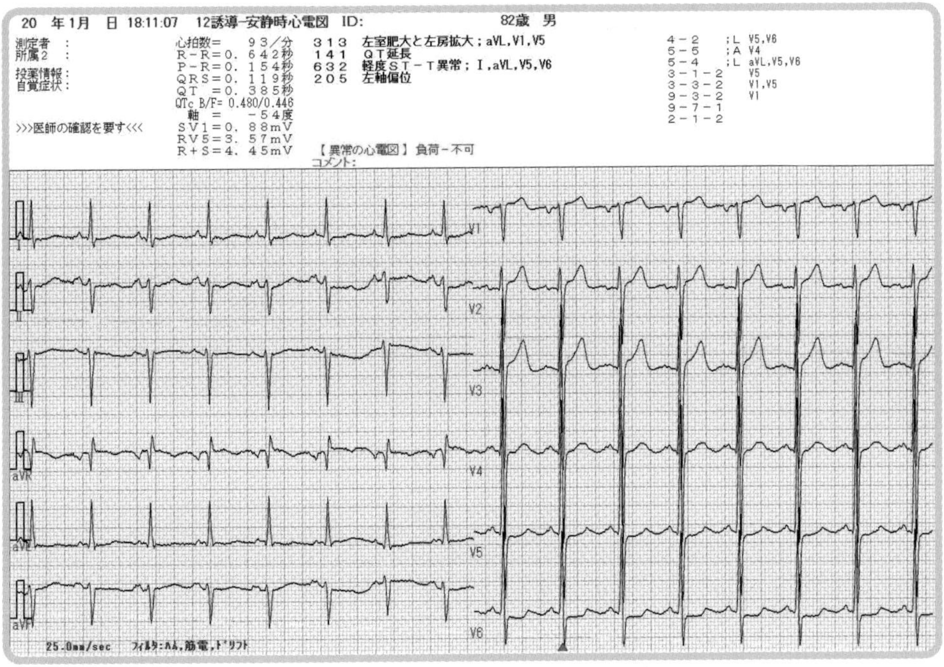

図 11-1 心電図

解答 2

9 ポイント

解説 2

前回“浪費エステ”としてご紹介した Romhilt と Estes によるスコアリングシステムですが，表 11-1 を見てください．ど，どうでしょう？…気づきましたか？　そうっ．1 問目で解説した事項にほぼ一致しているんです！　それでは，心電図 図 11-1 について，それぞれをチェックしてみましょう．

1 は「左室高電位」，2 は「ST-T 変化」で，この 2 つは「左室肥大」診断としては王道なものです．後者は，典型的には“ストレイン型”と言われるお決まりの形で，“右肩下がり”（下行型）の「ST 低下」と R 波とはまったく逆向きの「陰性 T 波」が組み合わせで認められるものを言います（場所的には［下］側壁誘導が中心）．今回の心電図では 2 の所見はなく，1（c）だけ満たします．
3 はモリス・インデックス（Morris index）と呼ばれる指標に関連し，「左房拡大」の主要な診断要件を構成します．
4 は「左軸偏位」．ただし，ここでは－30°より北西寄り（－90°～－30°）を示しているので，いわゆる“軽度な”左軸偏位では該当しないことにご注意あれ．5 と 6 は横軸，つまり QRS 幅に関連する点が共通しています．
5 はシンプルに QRS 幅が“ワイド”（幅広：≧0.12 秒）ではないものの，2 マスちょっとの“やや幅広”という条件で該当します．
6 は心筋の挙動を反映した条件になっています．「左室肥大」では心筋ボリュームが増えるためか，QRS 波の初期成分がダラダラ“もたつく”んです．これを“(delayed) intrinsicoid deflection”と言います．この症例ではさほど顕著ではありません．

以上，まとめると，問題の 82 歳男性の心電図は，1（c），3，4，5 を満たしますから，3+3+2+1=9 点が Romhilt-Estes ポイントスコアになります．

「高い」だけじゃダメなんです

皆さんは，普段どのように「左室肥大」を診断してますか？　いわゆる肥大型心筋症のように，絵に描いたような“The LVH パターン”であれば苦労しないと思います．基本は左室興奮が反映されやすい“イチエルゴロク（またはシゴロ）”の誘導で見られる左室パターン波形に着目し，これらの誘導で**左室高電位**が見られることが診断の核となることは言をまちません．

ただ，「左室高電位」だけでイコール「左室肥大」とするのは間違えです．Ch.10 で扱った"そこのライオン"（Solpkolow-Lyon）や性別でカットオフ値の異なってくる"こなれた男女（は3L）"（Cornell）などの基準をはじめ，到底覚えきれないほど列挙した一覧表 図10-2 を提示しましたが，これをいくつ満たそうがダメです．もちろん，"「左室高電位」なくして「左室肥大」なし"ですが，それだけではいけません．

これらの基準だけでは感度50%くらいで，10～15%くらい偽陽性になってしまうことが知られています[1)]．

『そんなブツブツ言っていないで**心エコー**を見ればいいじゃない』

…みたいなコメントありませんか？

そのスタンスは基本的に間違ってはいませんが，今回紹介するRomhilt-Estes ポイントスコアの原著[2)]は1968年の論文，すなわち50年以上前の古典なんです．当時は今と違って心エコーも容易にとれなかった時代，いかに心電図から左室肥大の存在を心電図から予想できるかということが花形だったのではないかとDr. ヒロは予想します．

もちろん，今回取り上げた本スコアを覚えてもらおうなんていう気持ちは毛頭ありませんが，心電図の世界では左室肥大を「左室高電位＋α」でとらえるんだよという卓越したセンスには脱帽ですし，多少アレンジすることで現代でも十分に適用させることができると思って取り上げました[*2]．

[*2] 現在の国内の主要メーカーの心電計でも類似の診断アルゴリズムが採用されている．

実は「ポイント制」の先があるんです！

では“浪費エステ”スコアの実際の診断項目をDr.ヒロのレクチャーならではの語呂合わせで説明しましょう.

Romhilt-Estes ポイントスコア“覚え書き”

<u>浪費エステ</u>（1） はポイント制 <u>高い</u>（2） <u>スタート</u>（3） <u>前半は</u>（4） <u>じっくり</u>（5） <u>辛抱</u>（6）

（1）: Romhilt-Estes
（2）: 左室高電位
（3）: ST-T 変化（ストレイン型）
（4）: QRS 波の前半成分“もたつき”（＋幅［はば］）
（5）: 軸偏位［左軸偏位］
（6）: 心房負荷［左房拡大］

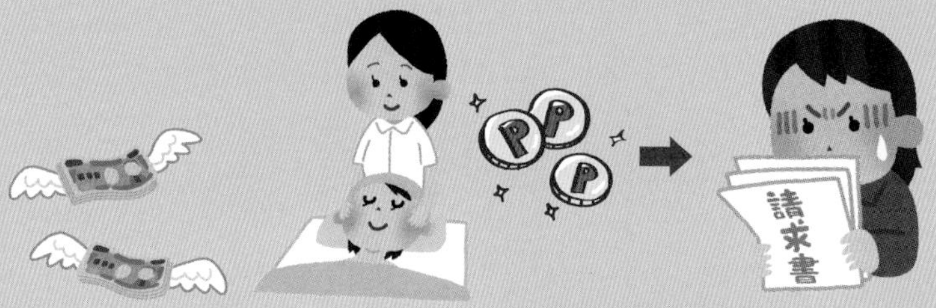

このスコアリングシステム（1）で**4点**あったら“たぶん”の「疑い」レベル，**5点以上**なら“ほぼ間違いなし”の「確実（確定診断）」となります．まず，条件（2）は言わずと知れた「(左室）高電位」です．採用されている「肢誘導（R波またはS波）≧20mm」と「V_1，V_2（S波）≧30mm」ないし「V_5，V_6（R波）≧30 mm」でもいいですし，個人的に言えばS-Lインデックス（$SV_1+RV_{5, 6}$）や余裕があったらCornell基準を参考にしても良いかもしれません

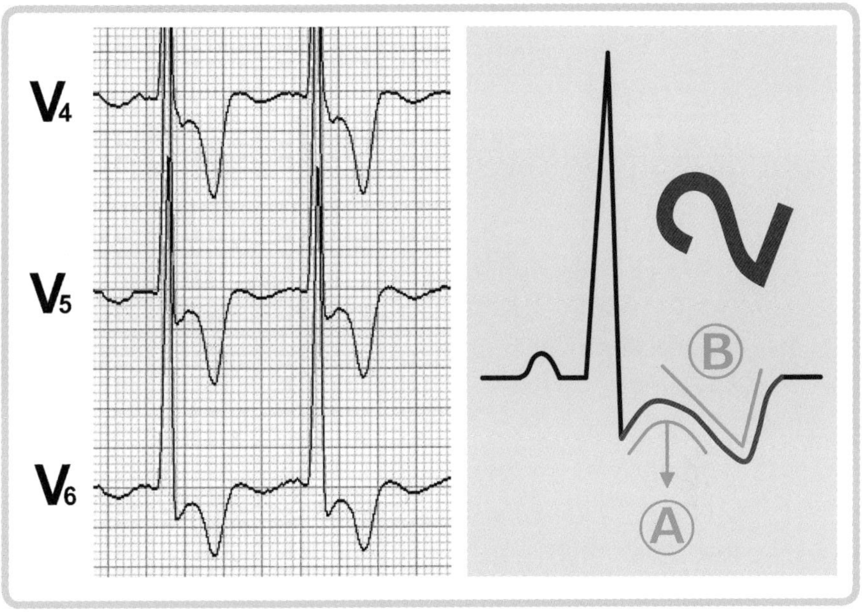

図 11-2 "(左室) ストレイン型" ([left] ventricular strain) とは何か

(☞ Ch.10). これに該当するときは 3 ポイントとなります. ちなみに, (2) を満たさず, ほかの合計で 4～5 点となっても「左室肥大 (疑い)」と診断して良いかは悩むところですが.

(3) の「ST-T 変化」は元々 図 11-2 のような**ストレイン型 (パターン)** と称される特徴的な ST-T 変化が YES なら 3 ポイントです. ただし, 患者さんがジギタリス製剤を服用していたら 1 ポイントに留めます. これは有名な「ジギタリス効果」で既存の ST-T 部分に影響を及ぼすためです.

"strain" というのは, 英単語としてはわれわれにあまり馴染みがありませんが, "(血行動態的に) 負荷が強まった" というのが原義[3]のようです. 言葉の意味もそうですが, この「ストレイン型 (パターン)」を正確に理解している人はあまりいない気がします. 基本的には**下行型ST低下**と**陰性T波**からなるのですが，実は 図11-2 で示したように，QRS波の切れ目（J点）から“ちょっと上がって”上に凸のST部分Ⓐを形成して，“ゆっくり・右肩下がり”に下降して最後は“急激に”基線まで戻るⒷのです．ゆっくり下って急いで戻るため，T波の形状は「左右非対称」となります．

そんな細かいこと言われても覚えられないという人！…**“2が寝そべっている感じ”**と覚えてください．ボクはこれに気づいて以来，「typical ventricular strain」と呼ばれるこの形状を二度と忘れなくなりました*3．

しかしながら，実際の心電図では“ちょい上がり”せずに水平型ないしは下行型の「ST低下」となる“変化球”パターンを多く見かけます（亜型: atypical）．ですから，実際は「typical」か「atypical」かもそうですが，そもそも「strain」という言葉も誤解されがちなので使うのやめましょうという欧米諸学会のリコメンデーション[4]に従っておくことをオススメします．ただ，推奨されている**二次性ST-T変化**という味気ない表現にも多少の不満がないわけでもなく，このあたりはうまく立ち回ればいいでしょう．個人的には“ストレイン”という表現は嫌いじゃありません（笑）．

なお，実臨床ではこのように綺麗なストレイン型ばかりではなく，さまざまな「ST-T変化」が認められます．ですが，最低でも「ST低下」と「陰性T波」でなければ左室肥大を反映する変化としてとらえるのは控えるべきだと思います．

---

*3 日本語・英語の教科書や論文を含めて，“寝そべった（傾いた）2”でイメージするやり方は“世界初”と自分では思っています．

残りの付随条件もおさえておこう

引き続き "浪費エステ" スコアの話を進めましょう.「(左室）高電位」と「ST-T 変化」は "MUST" に近い条件ですが，ほかの所見も拾えると診断精度が高まるでしょう.（5）の**左軸偏位**は肥大化した左室が右室を自分側に "引っ張っている" イメージです．ただし,「右室肥大」で高率に「右軸偏位」が認められるほど特異的ではありません（そのため 1 ポイントなのでしょう).

最後の条件（6）は「心房拡大」のことで，"左室" 肥大の影響を受けるのは当然 "左房" です．Romhilt-Estes 基準では V_1 誘導の後半成分に着目した「Morris' index」だけが採用されていますが，ボクは「mitral P（僧帽性 P)」と呼ばれる，Ⅱ誘導などで見られる "2 コブ"（しかも前半＜後半）やワイド P 波にも注意するよう心がけています．注目すべきは「左房拡大」がほかの付随条件よりもワンランク上の 3 ポイントな点で，血行動態を直接反映しているからだという認識で良いと思います．ですから，この「左房拡大」が YES だと「左室肥大」の可能性がグンとアップすることにもなります.

条件（4）だけ少し複雑で 表11-1 の 5 と 6 の 2 つの条件に対応しています．前述のように，エッセンスは電気シグナルが行きわたって心室が興奮（脱分極）するのに時間がかかり，"前半もたつく" ため，結局 QRS 幅が "ややワイド" になるというものです．Romhilt と Estes の時代は今のようなコンピュータ心電計ではなかったため，当初「0.09 秒」とされたカットオフ値は「0.10～0.11 秒」の方がベターとされています[4]．これも細かな値がどうかではなく，明らかにワイド（0.12 秒以上）に近い **"ワイド気味"** だという認識で良く，その観点で心電図 図11-1 は本条件に合致します.

そして最後の最後になりましたが，QRS 前半成分の "もたつき" を表す **intrinsicoid deflection** の部分です．イントリンシコイド・デフレクションの意味としては，「心内膜側から心外膜側に興奮伝搬することで生じる初期成分（振れ）」…のようなことらしいのですが，（ボクも含めて）常人の理解域を超えていますね（泣）．正直，意味ワカラナイヨ～.

Intrinsicoid deflection とは？

QRS 波の前半成分: はじまり（q/R 波）から頂点（ピーク）までの時間

※「R（-wave）peak time」や「ventricular activation time（VAT)」と同義と考えて良い.

学生時代にボクに心電図を教えてくれた教官が「ventricular activation time（VAT)」と強調しており，個人的には，これか「R（-wave）peak time」という別の表現のほうが望ましいと思います．要はこれが delay する，つまり“もたつく”ってことですよね．なのに，あえて「intrinsicoid deflection」なんていうワードを使ったのぉ～と，ポイントシステムに感嘆しつつも開発者の 2 人を恨めしく思います（笑）．QRS 幅の条件を「0.10 秒以上」と焼き直して，前半成分はその“半分”として「0.05 秒以上」ととらえておくのが良いと思います．なぜに 1 ポイントずつ 2 つに分けたのか，可能なら先人に尋ねてみたいです．今回の症例は QRS 幅は満たしますが“前半基準”には該当しませんね.

Dr. ヒロの考える現実的な対応

今回は「左室肥大」の心電図について扱いましたが，いかがだったでしょうか．現在の心電計には Romhilt-Estes 基準がそのまま使われているわけではありません．年齢や性別の考慮に加えて，非常にたくさんの「左室高電位」基準もほぼ網羅されていると思って良いで

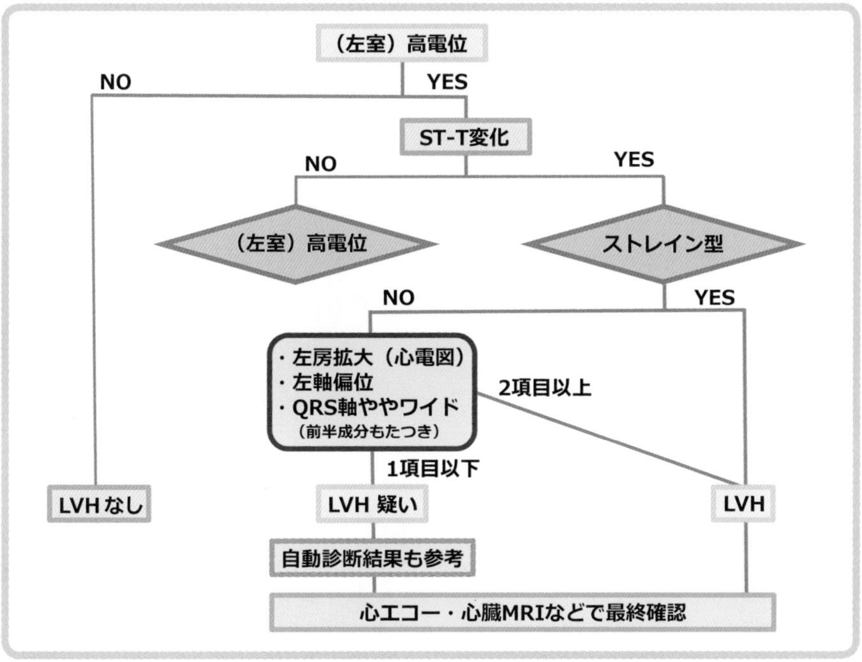

図11-3 心電図による現実的な「左室肥大」（LVH）診断との向き合い方

しょう．これはコンピュータによる自動診断技術の“勝利”です．同じことをわれわれ人間がしようと思っても土台無理ですから，私見ながら現実的な対応をフローチャートにまとめてみました 図11-3．「左室高電位」と「(ストレイン型) ST-T 変化」とを中心に，“浪費エステ”スコアに採用されている条件も加味して診断する流れです．この「2 個以上」と「1 個以上」を分けることに科学的な根拠はありませんが，多数例を見てきたフィーリングにはまずまず合致しているようにも思います．また自動診断の“意見”も聞けとしている点がボクらしいかなと（笑）．

心電図による心形態診断には限界があるのは事実ですが，何でも心エコーで確認しようとする人には“哲学”を感じません（ときに心電図をとる前にエコー検査している例を目にします）．何事も“順番”がありますし，心電図が“オマケ”として発してくれる情報を適切にキャッチし，コンピュータ技術の進歩に感謝しながら“天の声”も聞くクセをつける─細かな数値や語呂合わせを丸暗記しなくとも，偉大なる先人の知恵を活かしてゆくのが現代のすぐれた医師（“できドク”）の診断スタイルなのだと思います．皆さんはどう考えますか？

さぁ皆さん，出くわした「次の１枚」から今回解説した内容に気をつけてみましょう．きっと“何か”が変わるはずですよ！

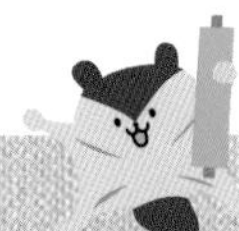

Take-home Message

- **「左室肥大」（LVH）の診断は「左室高電位」と「ST-T 変化」（代表的にはストレイン型）が２大ポイント．**
- **付随所見にも気を配って“総合的”な診断を心がけよ．**
- **自動診断の結果にも最後に必ず目を通すべし．**

文献

1）Romhilt DW, et al. Circulation. 1969; 40: 185-95.
2）Romhilt DW, et al. Am Heart J. 1968; 75: 752-58.
3）Kaplan LG, et al. Am J Med Sci. 1941; 201: 676-93.
4）Hancock EW, et al.??Circulation. 2009; 119: e251-61.

JCOPY 498-13706

CHAPTER 12

“期末テスト”的おさらい心電図ドリル

本章のテーマ

- 今まで学んだ知識を使って，実際の症例を用いた心電図問題にチャレンジしてみましょう。
- できなかった問題は「見直すならココ！」を参考に復習しましょう。

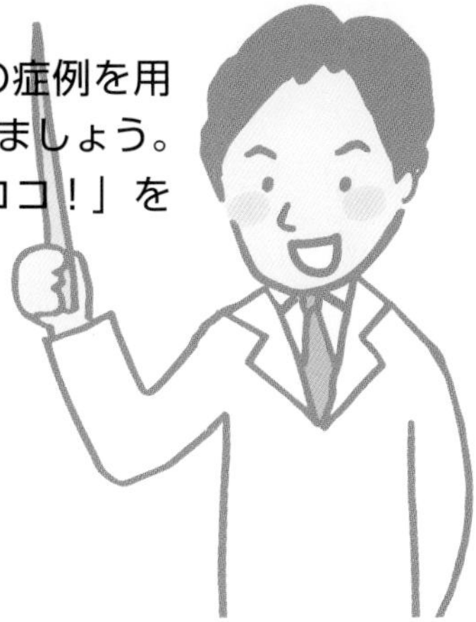

『心電図の読み“型”教えます！ Season 3』も気づけば最終章となりました。前作（Season 2）では“中間テスト”でしたが，今回は総ざらいの“期末テスト”として，心電図ドリルで締めくくりたいと思います。Dr. ヒロが厳選した“ためになる問題”にチャレンジしてみましょう！

※解答は 145 ページ

症例提示 1

60 歳，男性．就寝時の息苦しさ，咳嗽，両下腿の圧痕性浮腫を主訴に来院し，うっ血性心不全の診断で入院となった．体温 36.6℃，血圧 143/104 mmHg，脈拍 84/分・不整，酸素飽和度 95%（室内気）．来院時の心電図を以下に示す 図 12-1．

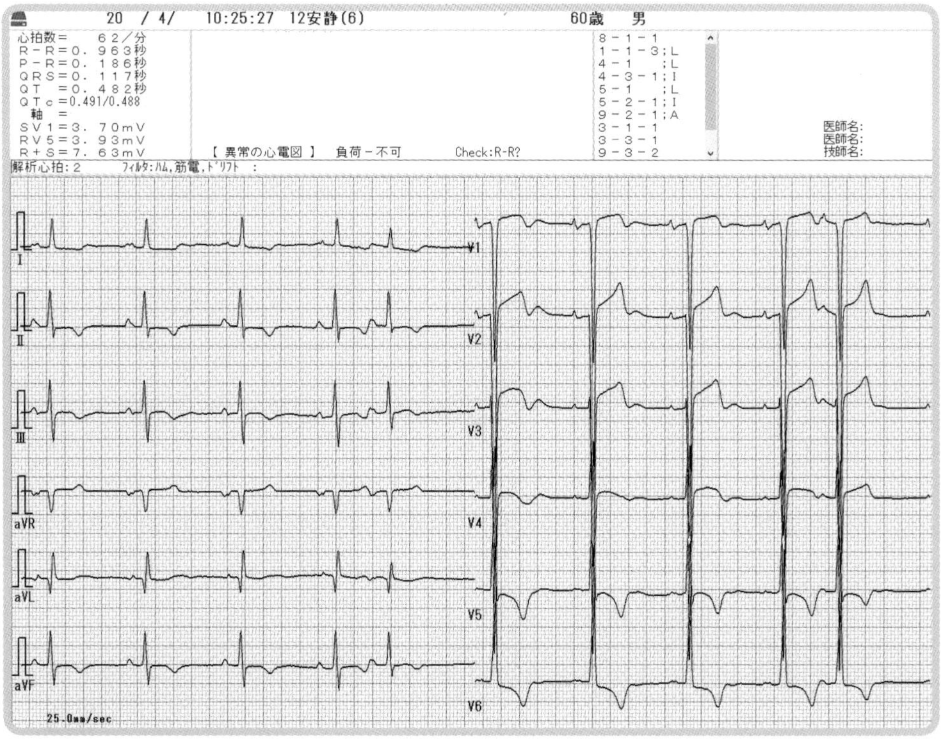

図 12-1 心電図（入院時）

※クイズの性格上，扱った心電図の自動診断結果の一部を非表示にしている．

JCOPY 498-13706

☑問題 1　心電図 図12-1 を見て，QRS 電気軸に関して正しいものを選べ．また，電気軸の推定値はいくつか？

1）不定軸　2）正常軸
3）右軸偏位　4）左軸偏位
5）高度の軸偏位（北西軸）

☑問題 2　心電図 図12-1 の所見に関して正しいものをすべて選べ．

1）心房期外収縮　2）心室期外収縮
3）高電位　4）低電位
5）右房拡大　6）左房拡大
7）完全右脚ブロック　8）完全左脚ブロック
9）盆状 ST 低下　10）ストレイン型 ST-T 変化

☑問題 3　V_6 誘導のみの拡大波形の一部を示す 図12-2．R（-wave）peak time として正しいものを 1 つ選べ．

1）40 ms　2）70 ms
3）100 ms　4）180 ms
5）1040 ms

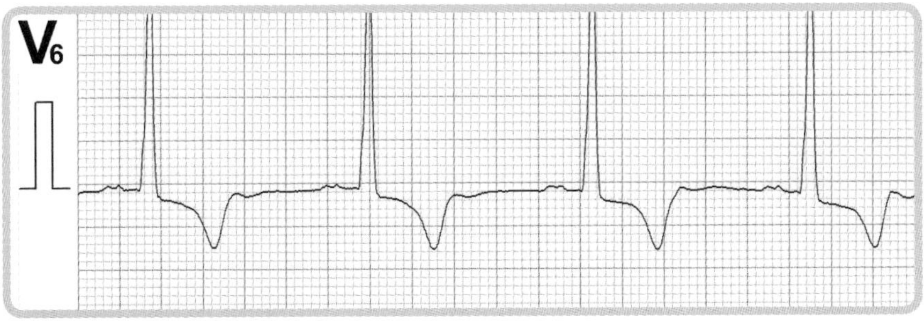

図12-2 V_6 誘導の拡大波形

症例提示 2

84 歳，女性．アルツハイマー型認知症．転倒により受傷し，右寛骨臼骨折の診断で入院となった．入院時心電図を以下に示す 図 12-3．

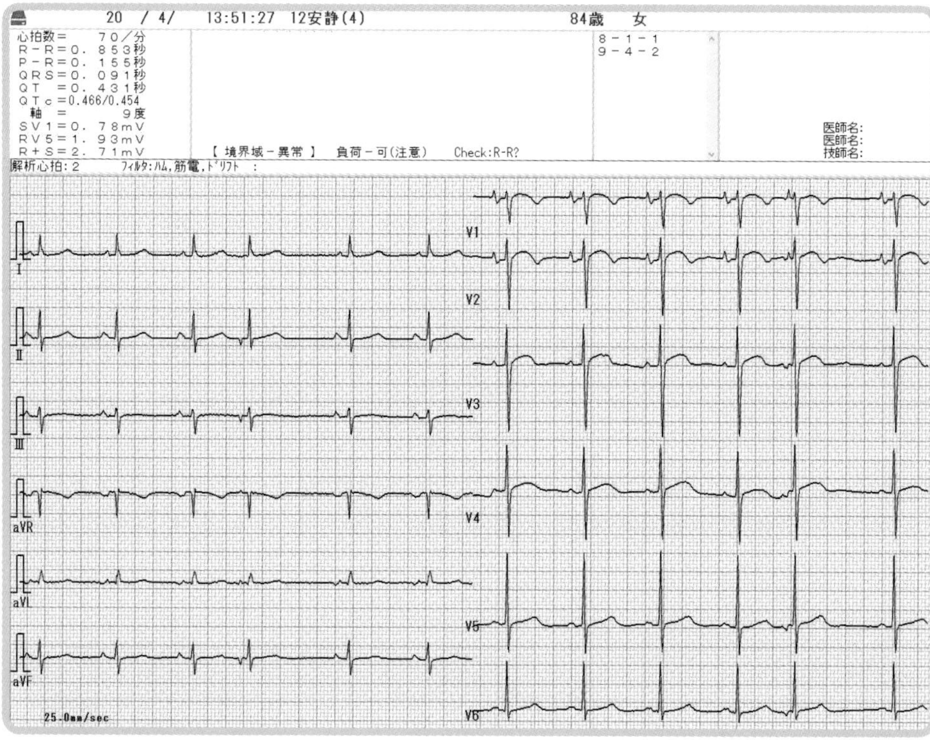

図 12-3 心電図（入院時）

✓問題 4　心電図 図 12-3 を見て，次の（ア）～（カ）の適切なものを選べ．ただし，（イ）と（ウ）は適切な数字を答えよ．

R-R 間隔は（ ア: 整・不整 ）で，肢誘導の（ イ ）拍目と胸部誘導の（ ウ ）拍目は期外収縮である．期外収縮の QRS 波は洞収縮と（ エ: 同じ，異なる ）形状で，先行 P 波を（ オ: 認める，認めない ）．休止期［回復周期］は（ カ: 代償性，非代償性 ）である．

✓問題 5　心電図 図 12-3 の診断として正しいものはどれか？

1）心房細動　2）心房期外収縮
3）（房室）接合部期外収縮　4）心室期外収縮
5）心室副収縮

✓問題 6　心電図 図 12-3 の肢誘導のラダーグラムを描け．

症例提示 3

89 歳，男性．COPD 以外に複数の心疾患の既往あり．数日前から微熱を認め，食事摂取量が減少していた．呼吸苦に加えて幻覚症状も出現し始めたため家族に連れられ受診．肺炎の診断で入院となった．体温 37.3℃，血圧 94/42 mmHg，脈拍 75/分・不整，酸素飽和度は鼻カニューレ酸素 3 L/分吸入により 74%から 93%に上昇した．入院時心電図を示す 図12-4．

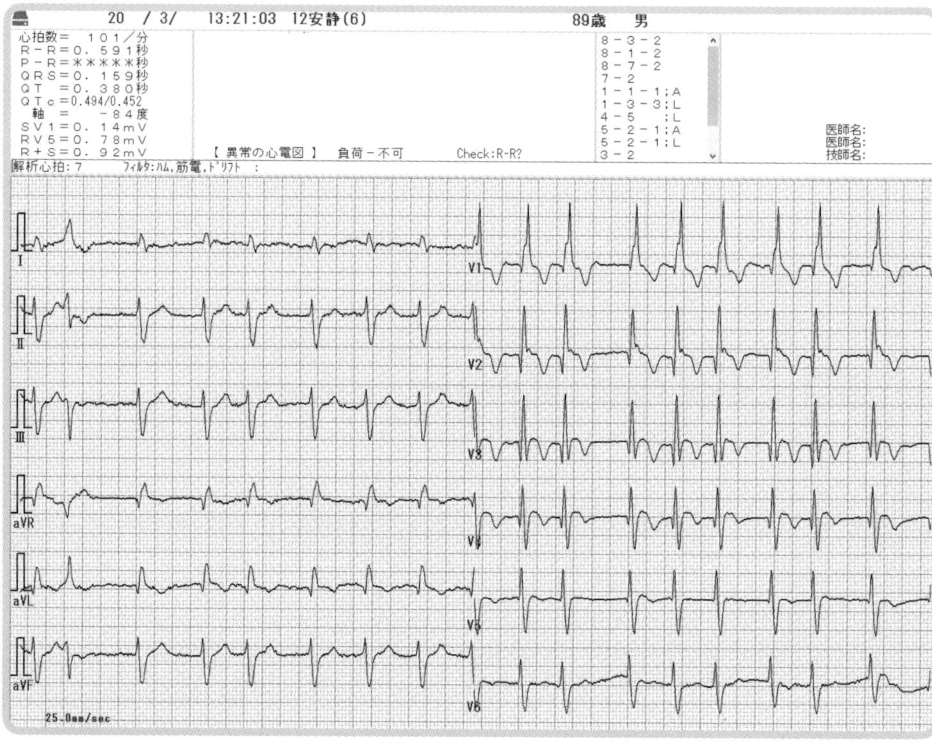

図12-4 心電図（入院時）

JCOPY 498-13706

問題 7 **心電図 図12-4 を見て，調律診断として正しいものを選べ．また，心拍数はいくつか？**

1）洞不整脈　　2）洞頻脈
3）心房粗動　　4）心房細動
5）発作性上室性頻拍

問題 8 **心電図 図12-4 の診断として正しいものをすべて選べ．**

1）不完全右脚ブロック　　2）完全右脚ブロック
3）左脚前枝ブロック　　4）左脚後枝ブロック
5）完全左脚ブロック

問題 9 **心電図 図12-4 からは心筋梗塞の既往が疑われるが，傷害部位として正しいものをすべて選べ．**

1）右室　　2）心室中隔
3）左室下壁　　4）左室後壁
5）左室前壁

症例提示 4

83 歳，男性．高血圧症，気管支喘息などで通院中．治療にはアムロジピン，テオフィリン，プランルカスト，吸入ステロイド薬を使用している．血圧 134/90mmHg，脈拍 97/分・不整．定期外来時の 12 誘導心電図を以下に示す 図12-5．

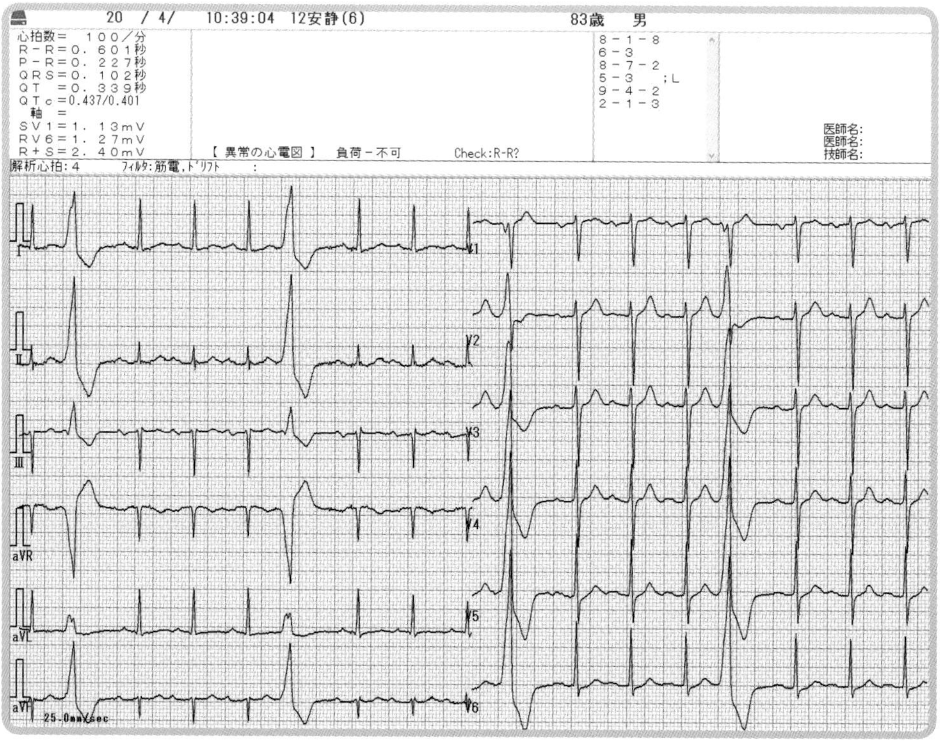

図12-5 心電図（定期外来時）

問題 10　心電図 図12-5 を見て，調律に関する以下の診断のうち，正しいものを2つ選べ．

1）洞頻脈　2）異所性心房頻拍
3）心房期外収縮　4）心室期外収縮（間入性）
5）心室期外収縮（完全代償性）

問題 11　心電図 図12-5 を見て，QRS 電気軸に関して最も適切なものを1つ選べ．また定性的評価も加えよ．

1）－60°　2）－15°
3）0°　4）＋75°
5）＋120°

問題 12　心電図 図12-5 の他の所見として正しいものはどれか？

1）反時計回転　2）QT 延長
3）（左室）高電位　4）PR（Q）延長
5）ST 上昇

症例提示 5

53 歳，男性．近医で糖尿病の診断を受けているが，本人拒否のため無投薬で経過観察されている．深夜 1: 30 に自身で救急要請．意識清明，血圧 138/87 mmHg，脈拍 49/分・不整，酸素飽和度（SpO_2）99%（室内気）．全身冷汗著明．

本人曰く，「昨日ね，夕方 6 時くらいに焼き肉に行ったんです．たらふく食べて酒も飲みました．10 時過ぎに帰って，風呂に入って寝たんです．0 時くらいに起きたら気持ち悪くて，ひどい下痢もしてて．何度も吐いて，胃が焼け付くくらい“熱い”んです．ちょっと生に近い状態の肉を食べたんで，あたったんですか？」とのこと．来院時の心電図を示す 図 12-6．

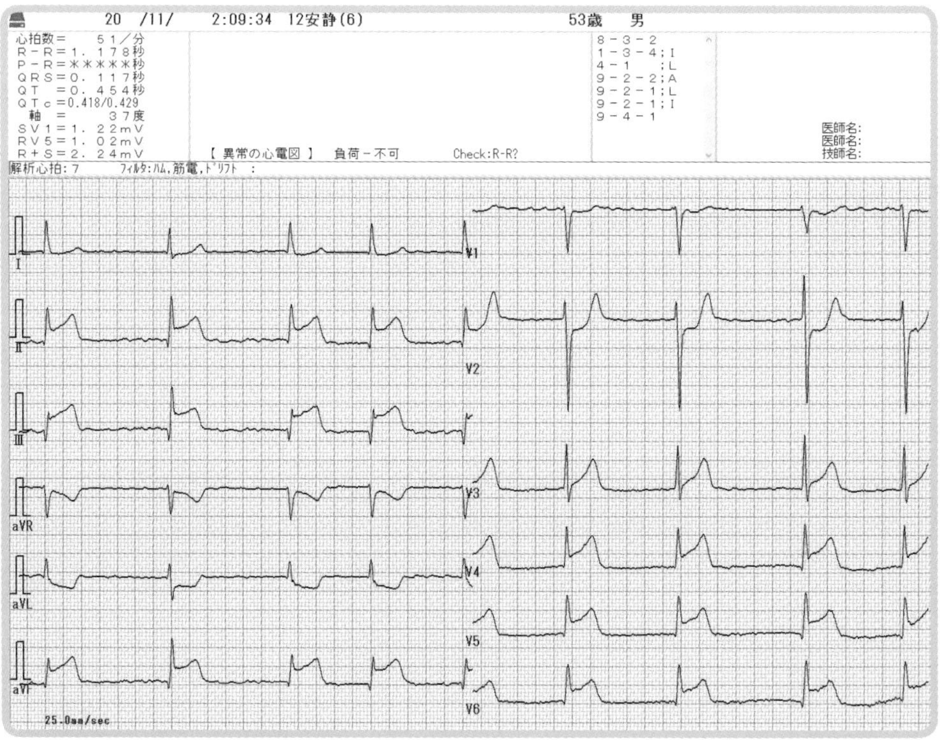

図 12-6 心電図（救急受診時）

問題 13　心電図 図12-6 を見て，調律に関して正しいものを選べ．また，心拍数はいくつか？

1）洞徐脈　　2）洞不整脈
3）心房粗動　　4）心房細動
5）心房静止

問題 14　この段階でなすべきこととして，正しいものを 2 つ選べ．

1）消化器科医をコールし，上部消化管内視鏡を依頼する．
2）右側胸部誘導を記録する．
3）点滴ルートを確保して硫酸アトロピンを投与する．
4）体外式除細動器を準備する．
5）硝酸イソソルビドを静注しつつ，循環器科医をコールして心エコーを依頼する．

問題 15　本症例の臨床診断として正しいものを選べ．

1）胆石仙痛発作　　2）急性胃腸炎
3）急性心筋梗塞　　4）尿管結石
5）肋間神経痛

症例提示 6

87 歳，女性．糖尿病，高血圧症，慢性腎臓病，陳旧性心筋梗塞で通院中．血圧 162/69mmHg，脈拍 86/分．定期外来時の 12 誘導心電図を示す 図 12-7．

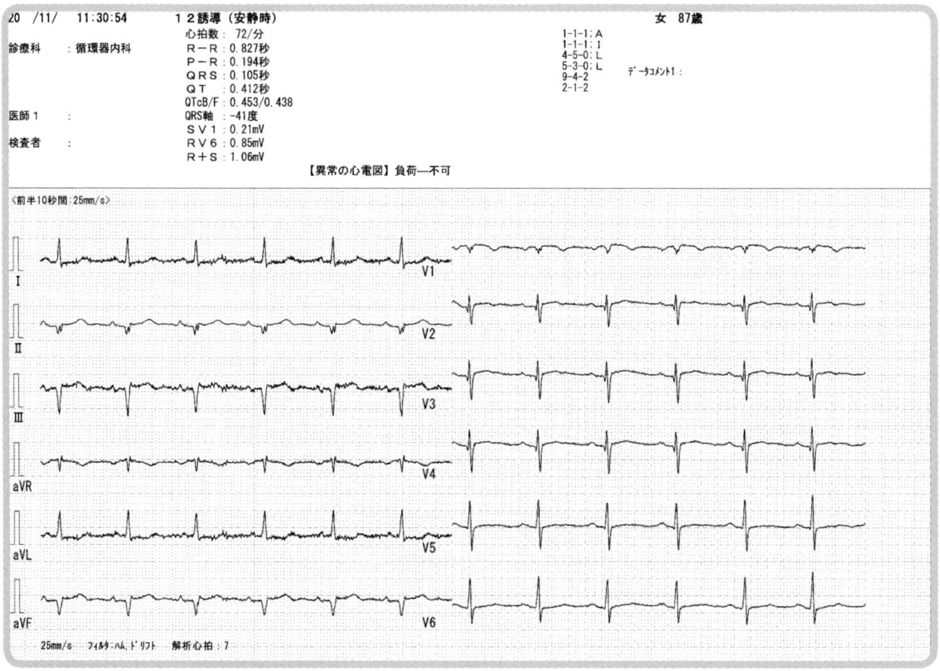

図 12-7 心電図（定期外来時）

JCOPY 498-13706

☑問題 16 **心電図 図12-7 では，異常Q波はいくつの誘導で認められるか？以下のうち，最も適切なものを選べ.**

1）0個（なし）　2）2個
3）3個　4）5個
5）7個

☑問題 17 **壊死心筋（梗塞巣）として推定される部位は以下のうちどれか？ すべて選べ.**

1）心室中隔　2）左室前壁
3）左室側壁　4）左室後壁
5）左室下壁

症例提示 7

81 歳，女性．高血圧症，高尿酸血症，骨粗鬆症などで他院へ通院中．高齢で足腰が弱ったため，通院困難を理由に転医希望にて受診となった．目立った自覚症状はなし．血圧 142/74 mmHg，脈拍 80/分・不整．初診時の 12 誘導心電図を示す 図 12-8．

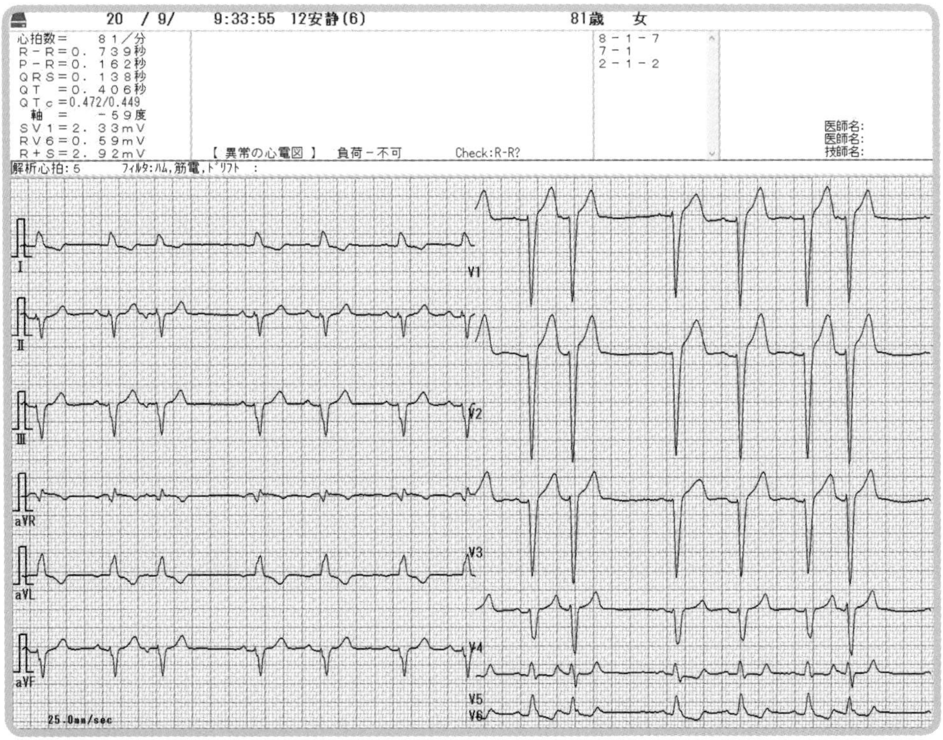

図 12-8 心電図（初診時）

☑問題 18 心電図 図 12-8 の所見に関して正しいものをすべて選べ．

1）上室外収縮	2）心室期外収縮	3）非伝導性心房期外収縮
4）心房細動	5）心室頻拍	6）右軸偏位
7）左軸偏位	8）高度軸偏位（北西軸）	9）完全右脚ブロック
10）完全左脚ブロック		

JCOPY 498-13706

解答と解説

症例 1

問題 1　2)

QRS 電気軸：+30°（トントン法で算出）

電気軸の定性的な判定は QRS 波の「向き」に注目します．ⅠとⅡ，そして aV_F，いずれの誘導でも上向き（陽性）ですから，立派な「正常軸」と判定できます．Dr. ヒロ流で心電図を学んでいる人なら，定量的な評価もしたくなるはず．そういう時には **"トントン法"** の出番ですね．肢誘導を上から見渡し，Ⅲ誘導で R 波（高さ）≒S 波（深さ），つまりここが "トントン・ポイント" だとわかったらあと一息．肢誘導界の円座標を思い浮かべ，Ⅲ誘導（+120°）に直交し，Ⅰ誘導が上向きとなる方角を選べば「+30°」が正解です（ちなみに自動診断では「+27°」となっていました）．

見直すならココ！
Season 1・Ch.8『QRS 電気軸イロハのイ』
Season 1・Ch.9『QRS 電気軸で遊ぼう〜トントン法の魅力』

問題 2　1)，3)，6)，10)

※ 6）は選択しなくても正解とする．

これは Dr. ヒロ推しの系統的判読そのものです．R-R 間隔はおおむね整ですが，肢誘導も胸部誘導も 5 拍目で崩れています．これはタイミング的に「期外収縮」でいいですね．先行 P 波があり 図 12-9，QRS 波形もそれ以外の洞収縮とほぼ同じですから，シンプルに**心房期外収縮**（PAC）と考えましょう．

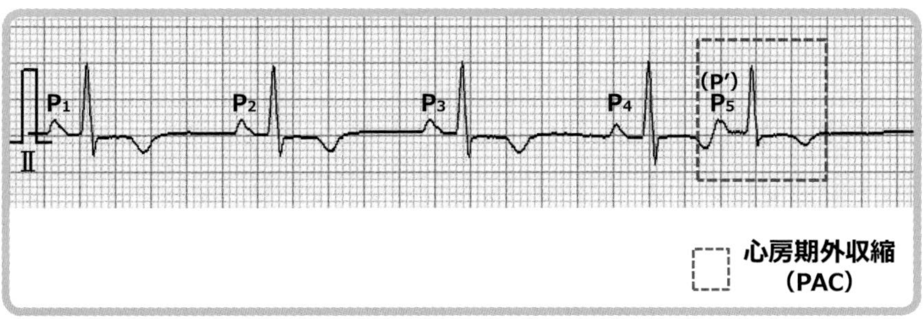

図 12-9　Ⅱ誘導を抜粋

「低電位」は該当しません．**高電位**については，レクチャーで紹介した語呂合わせ “そこのライオン”（Sokolow-Lyon）などを参考にしてもいいですし（S-L index：76 mm），ボク流の “**（ブイ）シゴロ密集法**” でもバッチリ陽性となるはずです．「心房拡大」に関しては，右房はありません．左房に関しては，V_1 誘導の P 波を見て，後半の陰性成分が幅，深さともに 1 mm 以上あるので，疑っても結構です．ただ，個人的にはⅡ誘導で幅広く “2 コブ” の P 波でない場合には「左房拡大」とは診断しないことにしています．ST 変化に関しては，これぞ “ザ・ストレイン” です．“寝そべった 2 の字” でイメージする Dr. ヒロ 's Tips，全国の皆さんに普及するといいなぁ．

見直すならココ！
Season 3・Ch.10『高電位の基準，いくつ知ってる？～ライオン・男女・エステがキーワード～』

問題 3　2)

今回の例は「（左室）高電位」と典型的な「ST-T 変化」（ストレイン型）があるので，**左室肥大**（**LVH**）の診断でほぼ間違いないでしょう．肥大した左室興奮の “もたつき” を表現したものが “（delayed）intrinsicoid deflection” でしたが，これよりも **“VAT”**（**ventricular activation time**）ないし **“R（-wave）peak time”** のほうがわかりやすい表現だと思います．これは QRS 波の「はじまり」からピーク（頂点）までの時間を測れば良く，「VAT（R［-wave］peak time）≧50 ms（0.05 秒）」は LVH 診断の参考になるのでした．図 12-2 では，“頂上”（ピーク）がうまく確認できませんが（心電図解析ソフトの仕様のため），QRS 波の「はじまり」が太線上に載っている 3 拍目に着目し，1 mm（40 ms）以上は確実で QRS 幅が 100 ms ですから，選択肢 2 の「70 ms」を選べば正解です（ボクの計測では 68 ms となりました）．ちなみに，4）は PR 時間，5）は R-R 間隔の数値です．

見直すならココ！
Season 3・Ch.10『高電位の基準，いくつ知ってる？～ライオン・男女・エステがキーワード～』
Season 3・Ch.11『“ポイント” で考える左室肥大～“合わせ技” 的な総合判断をせよ～』

JCOPY 498-13706

症例 2

問題 4　**（ア）不整，（イ）4，（ウ）5，（エ）同じ，（オ）認める，（カ）代償性**

本問は「期外収縮」の理解度を確認するための問題です．見慣れてくると，R-R 間隔が整な部分 "以外" がむしろ pop-out して見えてくるのではないでしょうか？　その気で眺めると，肢誘導なら 4 拍目，胸部誘導は 5 拍目が「期外収縮」です．期外収縮と言えば，**"線香とカタチと法被（はっぴ）が大事よね"** でしたね．"カタチ" はほかの洞収縮との QRS 波形の比較（相同性）ですし，"法被" 部分は幅と（先行）P 波です．今回，QRS 波は洞収縮に似て幅も正常（narrow），先行 P 波は QRS 波からかなり近い部分にあるようです．最後に回復周期（休止期）が**代償性**か否かに関してですが，簡易的には期外収縮を挟む R-R 間隔，より正確には P-P 間隔を調べ，洞周期（P-P/R-R 間隔）のピッタリ 2 倍なら代償性で（ニバイニバーイの法則），それより短ければ非代償性と考えましょう．以下の 図 12-10 はⅡ誘導だけを抽出し，期外収縮前後の P-P 間隔を洞周期（P-P）と比べてみました．

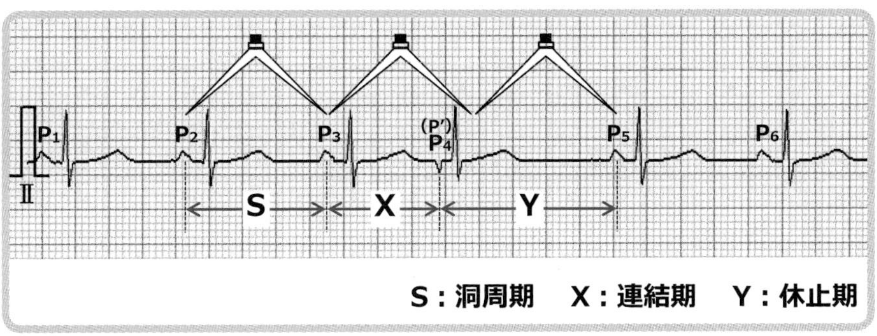

図 12-10 症例 2（図 12-3）のⅡ誘導のみ抜粋

期外収縮の P 波を「P'（P_4）」としますと，次拍までの「P'-P_5」（Y：休止期）は洞周期（S）よりも長く，連結期「P_3-P'」（X）との和である期外収縮前後の P-P 間隔（P_3-P_5）は洞周期のほぼ 2 倍となっていることがわかります． 図 12-10 に示したようにキャリパーを登場させましょう．この休止期は「代償性」のようです．

見直すならココ！
Season 2・Ch.7『"上品な" 期外収縮の特徴は？』

問題5 **3)**

前問の検討事項を参考にします．1）は論外ですし，QRS 波形と洞収縮の類似性から**上室性**と呼ばれる 2）か 3）の二択になります．P 波が先行しているので，あまり深いことを考えなければ「心房期外収縮」（PAC）の 2）を選ぶでしょう．ただ，ここは慎重に考えてください．前問の最後に注目すると，“上品な” 心室期外収縮（PVC）とは違って，PAC は洞結節をリセットすることが多く，休止期は普通「非代償性」になるのでした．ただ，今回は「代償性」の休止期となっています．レクチャーでは正式には扱いませんでしたが，こういう期外収縮は（**房室**）**接合部**を起源とする “premature（AV-）junctional contraction”，略して **PJC**（または **JPC**）と呼ばれます．今回は P 波が先行していましたが，PAC の場合，P 波が「ある」場合も QRS 波との位置関係はさまざまで，「手前」「内部（埋もれて見えない）」「後方」の 3 パターンがあります．常に休止期の代償性に注意を払っておくことも重要ですが，P 波が先行していても，（とくに PR（Q）間隔が短めの場合）PJC の可能性を考慮するようにしましょう．5）は特殊な心室期外収縮ですが，ひとまず忘れて良いと思います．

見直すならココ！

Season 2・Ch.7『“上品な” 期外収縮の特徴は？』

Season 2・Ch.9『ラダーグラムを描こう～心電図には秘密の “地下世界” がある？～（後編）』

問題6 **図 12-11 を参照．**

ついに出ました，ラダーグラムの問題．これも期外収縮をサカナに熱く語りました．前問で「接合部期外収縮」（PJC）であることがわかったので，それを描くだけです．洞収縮での描き方は正式版，簡易版ともにレクチャーしました．PJC は中段の **“A-V” エリア**から出現し，これは 図 12-11 の✷マークで示しています．これは P′（P_4）波，そして 4 拍目の QRS 波より先行するはずであり，左方に描きましょう．そこから心房側には逆行して P′ 波を形成し（ピンク線＋赤線），心室側には順行性に進んで QRS 波を作ります（緑線＋青線）．これで見事に PJC ラダーグラムの完成です！

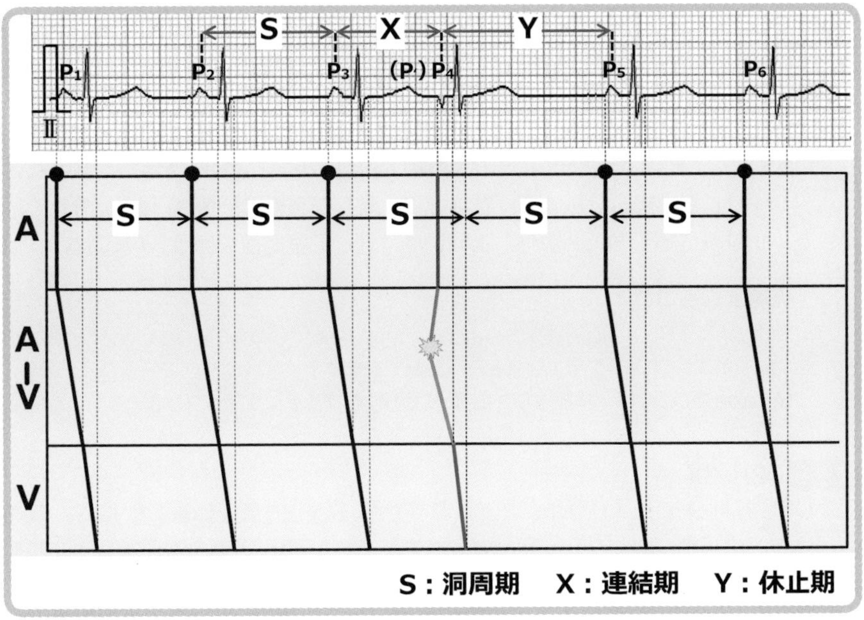

図 12-11 ラダーグラム（[房室] 接合部期外収縮）

見直すならココ！

Season 2・Ch.8『ラダーグラムを描こう〜心電図には秘密の “地下世界” がある？〜（前編）』
Season 2・Ch.9『ラダーグラムを描こう〜心電図には秘密の “地下世界” がある？〜（後編）』
Season 2・Ch.10『“上品な” 不整脈のトリセツ』

症例 3

問題 7　**4)**
105/分（新・検脈法）

調律と言ったら，まず “レーサー・チェック” ですね．R-R 間隔の絶対不整に加えて，明らかな洞性 P 波は確認できず，速迫傾向もありますから，**心房細動（AF）**と診断できるでしょう．本例では，“テッパン” の V_1 誘導も含めて「f（細動）波」が確認しづらい心電図だと思います．心拍数に関しては，Dr. ヒロの独壇場でございます（笑）．QRS 波なら何でも「1 個」と数える “検脈法” でもいいですが（QRS 波 19 個なので 19×6=114/分となる），両端の “ちぎれた” QRS 波を「0.5 個」とカウントする **“新・検脈法”** を用いると自動診断の数値に近づくことが多いです．肢誘導の右端，胸部誘導には両端に “ちぎれ QRS 波” があるので，8+0.5（肢誘導）+8+0.5×2（胸部誘導）と数えれば「105/分」と求まるでしょう．ちなみに，隠した自動診断値は「101/分」でした．いずれにしても「頻脈性」あるいは「速い心室応答を伴う」AF です．

見直すならココ！

Season 1・Ch.3『心拍数を求めよう』
Season 1・Ch.4『エイエフ（AF），診断できます？』
Season 2・Ch.11『検脈法ふたたび～“妙技” をブラッシュアップせよ～』

問題 8　2)，3)

QRS 幅はワイド（120 ms 以上）ですから「心室内伝導障害」として，普通は左右の「脚ブロック」を思い浮かべてください．V_1 誘導の波形はやや非典型ですが，V_6 誘導の幅広く目立つ S 波（スラー）に注目すれば**完全右脚ブロック**と診断することができます．さらにもう一つ．右脚ブロックと診断したら，続いて QRS 電気軸も必ず見るクセをつけることが大切です．肢誘導で QRS 波はⅠ：上向き，aV_F（かつⅡ）：下向きですから，バリバリの**左軸偏位**です．具体的な数値で言うと “トントン・ポイント” が，「Ⅰ」と「$-aV_R$」の中間ないし後者寄りになりますから，「−75°」前後と「高度の左軸偏位」です．Ⅱ・Ⅲ・aV_F 誘導で「rS 型」，aV_L 誘導で「qR 型」とくれば，そう**左脚前枝ブロック**（LAFB）です．このように右脚に加えて，左脚分枝の一方（大半が前枝）がブロックされたものを **2 枝ブロック**（bifascicular block）と呼びます．

見直すならココ！

Season 1・Ch.9『QRS 電気軸で遊ぼう～トントン法の魅力』
Season 3・Ch.5『右脚ブロックの “魔法” に注意！～華々しさに潜む傷跡～』
Season 3・Ch.9『QRS 波の “向き” でわかる脚ブロック～わかるとカンタン！ 束枝ブロック診断～』

問題 9　2)，5)

「陳旧性心筋梗塞」は**異常 Q 波**を “名残り” として部位推定するのが心電図の世界の基本です．「異常 Q 波」の存在を気づきにくくする「（完全）右脚ブロック」の "魔力" についてはレクチャーで述べましたが，これもそんな一例です．V_1〜V_3 誘導では "any Q" で常に異常でしたね．一つお隣に目をやれば V_4 誘導も陰性波からはじまっています．V_1〜V_4 誘導を「前壁誘導」と言いますが，V_1 誘導には前側の「心室中隔」（前壁中隔）の意味を持つので，2）と 5）を正解とします．勘の鋭い人は『aV_L 誘導にも Q 波があるじゃん』と思うかもしれませんね．たしかにその通り．前壁中隔梗塞の責任血管はほぼ左前下行枝（LAD）ですが，その分枝である対角枝の灌流域である「高位側壁」を aV_L が担当誘導と考えるとそうかもしれません．ただ，「左脚前枝ブロック」の場合には必ずしもそうとは言えず，あえて選択肢から「左室側壁」を除いてあります．

見直すならココ！
Season 3・Ch.5『右脚ブロック "魔法" に注意！〜華々しさに潜む傷跡〜』

症例 4

問題 10　1），5）

R-R 間隔が整な部分に時折おかしな QRS 波が混じるようです．幅が正常（narrow）な部分の R-R 間隔はほぼ太枠 3 マスで，"イチニエフの法則" を満たす P 波が定期的にも観察され，基本調律は「洞頻脈」で良いと思います．次に "**線香とカタチと法被（はっぴ）が大事よね**" を思い出してください．洞周期に「先行」するタイミングで出現し，洞収縮の QRS 波とは異なる「カタチ」で「幅」もワイド，P 波もないですから，**心室期外収縮**（**PVC**）の診断は容易です．「完全代償性」か「間入性」は用語的にはやや難しく感じるかもしれませんね．でも大丈夫．後者は文字通り，洞周期の "間" に PVC "入り" 込んでいるもので，PVC 前後の P-P 間隔は洞周期そのものなはずです．一方の「（完全）代償性」のほうはと言えば，レクチャーでも扱った "**ニバイニバーイの法則**" を満たします．PVC 前後の P-P（R-R）間隔が洞周期の 2 倍となることが特徴で，今回も該当します．

見直すならココ！
Season 2・Ch.7『"上品な" 期外収縮の特徴は？』
Season 2・Ch.10『"上品な" 不整脈のトリセツ』

問題 11 **2)**

定性的評価：軽度の左軸偏位

QRS 電気軸を数値で求める場合，まずは肢誘導を上からザーッと見直しましょう．6 つのうち上下 “トントン” の QRS 波があればいいのですが，この心電図にはないようです．そんな時は **“トントン法 NEO”** を使いましょう．肢誘導界の円座標を思い浮かべ，aV_L → I → －aV_R → II → aV_F → III …の順に QRS 波の向きを確認します．すると，II と aV_F の間で向きの逆転が起こりますから，この間に “トントン・ポイント” （TP）があるはずです．II の上向き具合と aV_F の下向き具合は同程度と考えて，両者の中間（＋75°）が TP というふうに考えると良いと思います．求める電気軸は，TP に直交し，かつ I が上向きですから，「－15°」が “トントン法 NEO” による推定値となります．ちなみに，心電計による自動診断は「－14°」となっていました．「－30°～0°」の範囲は「左軸偏位」の中でも “軽度” の範疇で，ほぼ正常範囲に準じた扱いがなされることもあります．定性的には，I：上向き，II：上向き，aV_F：下向きであるケースが大半だと思います．

見直すならココ！

Season 1・Ch.8『QRS 電気軸イロハのイ』
Season 1・Ch.9『QRS 電気軸で遊ぼう～トントン法の魅力～』
Season 1・Ch.10『QRS 電気軸（完結編）～進化したトントン法は無敵！～』

問題 12 **4)**

1）は胸部誘導の移行帯に関するものですが，本例では V_4 と V_5 誘導の間で「R<S」から「R>S」に変わっており，「反時計回転」とは言えません．2）の QT 間隔も正常です（補正値［QTc］437 ms）．3）は，QRS 波高は代表的な Sokolow-Lyon index（$SV_1+RV_{5[6]}$）や **“（ブイ）シゴロ密集法”** などにもかかりません．上級者ですと I と aV_L 誘導の QRS 波高が気になるかもしれませんが，これも惜しくも該当しません．PR（Q）間隔は，5 mm ちょっとで「230 ms」と正常上限をオーバーしています（したがって 4）が○）．ただし，この程度では「1 度房室ブロック」の診断には及びません．5）の「ST 上昇」はなく，むしろ V_4～V_6 誘導で「ST 低下」を認めます（I，aV_L 誘導にも軽度あり）．

見直すならココ！

Season 1・Ch.1『心電図の読み “型” 伝授します』

症例 5

問題 13 **4)**

心拍数: 51/分 (新・検脈法)

心電図を見たら, まずは "レーサー・チェック" でしたね. ちなみに, 後述しますが, ST 変化に気をとられる余り, 調律診断が疎かになるようなことはあってはならないと思います. R-R 間隔は不整で, 洞性 P 波も確認できません. そんな時に見るべきは, ボクー押しの **V_1 誘導**でした. 本例はやや見つけにくいですが, "f (細動) 波" が確認できます. 振幅が 1 mm に満たず, いわゆる「fine AF」だと思いますが, 2nd best である下壁誘導ではグニャグニャ部分もあり, **心房細動 (AF)** として良いでしょう. 心拍数に関しては, "検脈法" です. シンプルに全体 10 秒間の QRS 波の個数を数えて 9×6=54/分としてもいいですが, 肢誘導の右端, そして胸部誘導は両端の QRS 波が "ちぎれて" いますから, これらを 0.5 個とカウントして, (4.5+3+0.5×2) ×6=51/分として求める **"新・検脈法"** は, このように徐脈気味の時に真価を発揮します. 心電計の値も見事に「51/分」となっていました.

> **見直すならココ!**
> Season 1・Ch.4『エイエフ (AF), 診断できます!』
> Season 2・Ch.11『検脈法ふたたび〜"妙技" をブラッシュアップせよ〜』

問題 14 **2), 4)**

下痢や嘔吐を主訴に来院しても, この心電図を見てしまったら,「急性胃腸炎」では済ませることはできません. 胃カメラうんぬんは笑い話レベルとしても, 症状的には消化器疾患と紛らわしい例であることは事実です. 心電図では, Ⅱ, Ⅲ, aV_F, V_4〜V_6 誘導に「ST 上昇」を認め, 逆に aV_L, V_1, V_2 誘導などでは「ST 低下」(対側性 ST 変化) が見られます. こういう場合, 第一に **ST 上昇型急性心筋梗塞 (STEMI)** を疑うべきパターンになります. 迷走神経に関連し, **急性下壁梗塞**で嘔吐が前面に出ることがあるという症例をすでに扱いましたが (☞ Ch.1), これも類似のケースと考えられます.「下痢」の合併は稀かとは思いますが, 実際にこのようなパターン (「消化器症状」と総括できそうです) もあることを知っておくと, 診療の幅が広がります. 下壁梗塞を疑う場合, 何も考えずに**右側胸部誘導**をとることはガイドラインでも推奨されていますが, なかなか行われておらず現場では歯がゆく感じるところがあります (本ケースでも記録されていませんでした). 心筋梗塞の場合, 徐脈ならアトロピン，「ST上昇」だから即ニトロ製剤という盲目的な対応は時に危険で，禁忌だという場合もあることはご存じでしょうか？（参考：ST上昇型急性心筋梗塞の診療に関するガイドライン［2013年改訂版］*1）前者はNG，後者もいきなり静注は推奨できません．**救急カート**，**電気的除細動器**を準備して，とにかくすぐに循環器科医をコールして指示を仰ぐようにしましょう（一番先にすべきことは心エコーでないことは明らかかです）．

見直すならココ！
Season 3・Ch.1『非典型的な急性心筋梗塞への挑戦〜先入感に負けずに心電図を読め！〜』

問題15 3)

前問の解説通り心電図的にはきれいなSTEMIで，傷害部位は左室の「下壁」と「側壁」です．心電図から責任血管が右冠動脈か左冠動脈回旋枝かを推測する方法もある（確実ではないですが）ので，おいおいレクチャーで扱えたらと思います．緊急冠動脈造影では，右冠動脈遠位部の完全閉塞が確認され，そのままインターベンション（ステント留置）が行われ，治療に成功しました．

症例6

問題16 5)

古い（陳旧性）心筋梗塞の存在を示唆する「異常Q波」の拾い上げは2段階でしたね．まずはV_1〜V_3誘導のQRS波が陰性波から始まっていたら問答無用で“異常”です．V_1誘導はしっかりとした「QS型」で，V_2，V_3誘導に認められる小さな“q波”―これらもすべて“アウト”です．V_1〜V_3，そしてaV_Rを除く計8個の誘導では，幅と深さを意識した **“1 mmの法則（ルール）”** が重要でした．Ⅱ，Ⅲ，aV_F誘導は幅的に“ヤバイだろ”と主張したげです（ここまでで6個）．残るV_4誘導は微妙ですが，幅も深さもほぼ1 mmであること，そして何よりV_3誘導とほぼ同じQRS波形で片方（V_3）がおかしければ，もう片方も自然にそうだろうと思えるというがDr.ヒロが求める“感覚”（センス）の一つになります．ですから，今回は「7個」，これが正解です．

見直すならココ！
Season 3・Ch.4『異常Q波の厳しいオキテ〜存在＝異常なんてある？』
Season 3・Ch.6『異常Q波」アップデート〜最近の考え方』
Season 3・Ch.7『“Q波探し”の実践訓練〜めざせ“名探偵”〜』

問題 17　1)，2)，5)

これは前問ができればオマケ的なものです．異常 Q 波を拾って，さらに解剖学（空間）的な隣接性，平たく言えば **"お隣ルール"** で考えてください．2 つ以上の誘導セットで Q 波があったら，その領域の心筋梗塞を疑うというシンプルなロジックです．CT 画像を用いた心臓の水平断で宇宙人たちがカメラを構えていた図を覚えているでしょうか？　V_1 誘導が**心室中隔**，V_2～V_4 誘導は**前壁**，そしてⅡ，Ⅲ，aV_F 誘導は**下壁**と対峙するのでしたね．このようなパターンでは，右冠動脈と左冠動脈前下行枝（LAD）とがそれぞれ別に詰まったというよりは，心尖部を越えて下壁中隔から下壁まで灌流するようなドデカい LAD（wrap-around / wrapped LAD）の閉塞に伴う心筋梗塞であることが多いと思います．

> **見直すならココ！**
> Season 2・Ch.1『QRS 波の命名法～心電図界のギョーカイ用語，知りたくない？（前編）』

症例 7

問題 18　1)，7)，10)

最後は Dr. ヒロ流の真骨頂である**所見拾い**です．ゲーム感覚で漏れなく異常所見を指摘して，気持ちよく終わりましょう．心電図自体はその他の問題に比べればさほど難しくはないと思います．肢誘導 3 拍目，胸部誘導 2，6 拍目が「期外収縮」で，QRS 幅はワイドですが，P 波が先行し，洞収縮波形も含めてすべて同一のカタチですから，これは 1）ですね．"1 画面" つまり全 10 秒間に 3 つ以上の期外収縮があったら，頭に**頻発性**とつけて良いレベルです．なお，3）に関しては，予想される洞性 P 波のタイミングより早く，波形も異なる P 波も認めるものの，直後に QRS 波を伴わないパターンの心房期外収縮（PAC）ですが，これは該当しません．4）と 5）は基本調律に関するもので，いずれも該当しません．このように期外収縮がたくさん出ると AF チックに見えるので注意してくださいね．期外収縮以外のビートには，"イチニエフの法則" を満たす P 波が QRS 波手前の "定位置" におり，これはサイナス，「洞調律」の何よりの証です．QRS 電気軸は，定性的にⅠ：上向き，aV_F（またはⅡ）: 下向きですから，**左軸偏位**（"トントン法" では「−60°」と求まる）ですね．その他，QRS 波の「幅」に異常があることもわかりますね．ワイドで V_1 誘導の「rS 型」，Ⅰ，aV_L，V_6 誘導で q 波なくスラーを伴う「R 型」ですので，完全左脚ブロックと診断してください.

見直すならココ！

Season 1・Ch.1『心電図の読み“型”伝授します』

Season 2・Ch.2『QRS 波の命名法～心電図のギョーカイ用語，知りたくない？（後編）～』

Season 1・Ch.8『QRS 電気軸イロハのイ』

JCOPY 498-13706

索　引

数字

あ

か

さ

た

杉山裕章（すぎやま ひろあき）

東京大学医学部卒．卒業後，都内複数の施設で研鑽を積み，母校で学位取得後は関西に拠点を移して活躍中．

もともと大の苦手だった心電図の克服・活用法を多くの人に伝えたい―その思い一つで，書籍にとどまらず，医学雑誌やWebサイトなどさまざまな媒体で熱血講義を展開している．興隆・衰微の激しいエビデンスや新しい治療法に過度に振り回されることなく，合理的かつ患者の意向に沿った親切・丁寧な診療を心がけている．趣味はドライブ，京都散策．

総合内科専門医，循環器専門医，心血管インターベンション認定医，不整脈専門医，医学博士 (東京大学).
心電図，不整脈に関する著書や論文多数.

本書に対するご感想，ご質問などは shindenzu_mikata@chugaiigaku.jp まで.

本書は，CareNet.com（株式会社ケアネット）において『Dr. ヒロのドキドキ心電図マスター』として連載された，第 12 回（2019 年 2 月 4 日公開）～第 13 回（2019 年 2 月 18 日公開），第 30 回（2019 年 10 月 11 日公開）～第 41 回（2020 年 5 月 18 日公開）の内容を書籍化したものです．なお，書籍化にあたって一部加筆・修正を行っております.

心電図の読み"型"教えます！ Ⓒ
Season 3

発 行	2021年4月5日 1版1刷	
著 者	杉山裕章	
発行者	株式会社	中外医学社
	代表取締役	青木 滋
	〒162-0805	東京都新宿区矢来町62
	電 話	(03) 3268-2701（代）
	振替口座	00190-1-98814番

印刷・製本/横山印刷㈱ 〈MS・KN〉
ISBN978-4-498-13706-6 Printed in Japan